漢方でがんに負けない
体質をつくる

中医学がん治療

李漢方内科・外科クリニック
理事長
李 向軍
Li Kougun

幻冬舎MC

はじめに

医学の進歩とともに、がんの治療法も目覚ましい発展を遂げています。しかしそれでも、ひとたびがんにかかれば死に至る可能性のある、手ごわい病気であることに変わりはありません。厚生労働省の「2020年人口動態統計」によると、約40年もの間日本人の死因となる病気の第1位になっています。

がん治療において日本で主流となっているのは手術、放射線治療、薬物療法を三大柱とする標準治療です。これらは臨床試験を通じてその効果や安全性が科学的に認められた治療法ですが、決して万能ということではありません。なかには体力がなく治療が行えなかったり、治療を行ったとしても副作用が強く、治療前よりも体が衰弱してしまい、中断を余儀なくされたりすることも少なくありません。また、がんが進行してしまうと、標準治療では手を尽くしても進行を止められないケースも多々あります。その挙げ句、ほかに治療の手立てがなくなってしまう……そんな〝がん難民〟もいまだあとを絶たないのが実状です。標準治療で効果を見いだすことができずに、希望を失っている患者は多いのです。

私は中国と日本両方の医師免許を取得し、四半世紀にわたり両国でがん診療を行ってきました。中国における先端医療の最前線にあり、統合医療によるがん治療の研究機関としても名高い中日友好病院にて国を代表する名医に師事しました。そこで15年ほど研鑽を積んで10年前に兵庫県西宮市で開業して以降、１０００件以上にのぼる、漢方を用いたがん治療の有効症例を蓄積してきました。

その長きにわたる経験から確信したことは、がん治療においては患者の体質を考慮しなければ意味がないということです。

どんなに良い治療法であっても患者の体質に合っていなければ、その効果を存分に発揮することができません。しかし西洋医学にはそもそも、体質に応じてアプローチする発想がありません。抗がん剤一つとっても、がん種や進行度、がん細胞のタイプなど、選択の基準はあくまで「がん」であり、「治療を受ける患者」については目が向けられないのです。

それに対し、漢方は患者の体質別に薬を選択できます。それだけでなく体質そのものを改善し、がんと闘える力を高める効果が得られる治療が可能なのです。

漢方発祥の地である中国では、２０００年以上前には存在していたとされる古典医学書『黄帝内経《こうていだいけい》』ですでに、がんへの生薬の効果が記されており、がんに対する漢方治療は古くから行われてきました。20世紀に入り、米国で世界初の抗がん剤が登場してからは、中医学（中国の伝統医学）と西洋医学を融合させた、いわゆる統合医療によるがん治療の研究が盛んに行われ、漢方薬を用いた数多くの有効症例が蓄積されています。


本書では、日本の一般病院ではほとんど実践されていない、本場の中医学に基づいた漢方による治療戦略やその効果を、私のクリニックでの実践例も交えながら解説します。手術や薬といった標準治療との効果的な併用の仕方や、標準治療が行えない場合の活用法など、がん治療の段階別、がんの進行別に最も適した漢方治療の取り入れ方を詳しく述べています。

この本が、がん治療に不安や迷いのある一人でも多くの方にとって希望の灯となれば、これ以上の喜びはありません。

漢方でがんに負けない体質をつくる中医学がん治療　目次

［第2章］「漢方は効かない」は大きな誤解！

患者の体質に応じてアプローチする中医学に基づくがん治療とは

［第4章］　巷の漢方クリニックは千差万別

［第5章］　がん治療は早ければ早いほど効果を発揮する

［第1章］

患者の体質を整えなければ、がん治療は効果なし

現在の標準治療で、100%がんが治癒する治療法は確立されていない

医学の進歩とともに、がんの治療法もここ十数年の間に目覚ましい発展を遂げています。遺伝子レベルでの研究が進み、治療技術や術式も年々ブラッシュアップされ、患者にとってこれまで以上に体への負担が少なく、より精度の高い治療ができるようになってきています。

例えば、難治がんの一つとされる肺がんは、10年以上前までは罹患すれば確実に死に至るとまでいわれていました。しかし、近年は目覚ましく進歩した薬物治療による効果も期待できるようになって治療成績は向上し、早期発見して治療を受ければ助かるケースも報告されています。それでも、がんのなかでの肺がんの死亡率は1998年に胃がんを抜いて以降トップが続き、死亡者数をみれば2020年には7万5600人もの患者が亡くなっています。

図表１

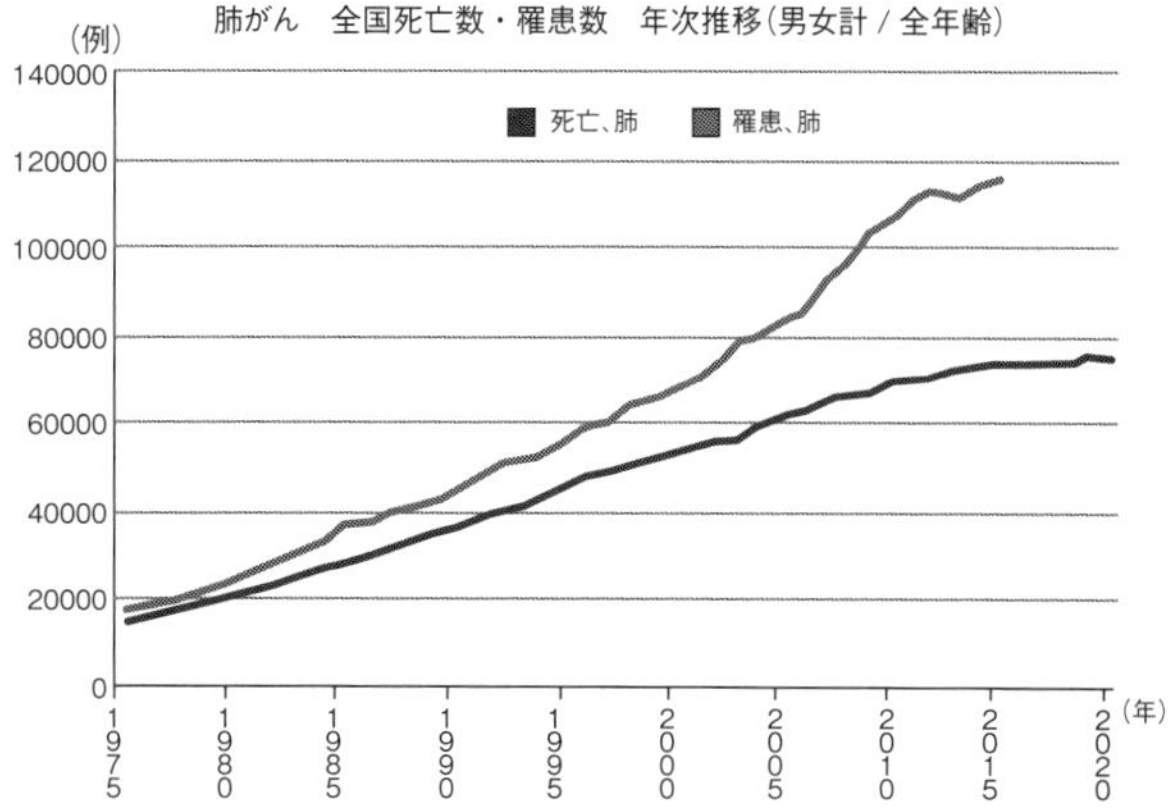

出典：がん情報サービス がん種別統計情報 肺

　がんと診断されたあと、公的保険で受ける治療を標準治療といいます。手術、薬物療法、放射線治療は標準治療の柱であり、三大治療とも呼ばれます。標準治療は臨床試験を経てがんの治療効果や安全性が証明されていますが、一方で残念ながらいずれの治療法も万能とはいえず、１００％がんが治癒する治療法はいまだ確立されていないのです。

がんの治療が患者の体を痛めつける

病気の治療には多かれ少なかれ患者への負担が伴います。がん治療では特に合併症や薬の副作用などで患者自身の病気に対する抵抗力が奪われやすいという問題があります。抵抗力が落ちれば体内でがんの増殖を抑え込む力も低下し、症状が悪化しやすくなる環境がつくりだされるため、とても厄介です。

また、体力がなくなり、がん以外の病気が引き起こされるリスクも高くなります。

がんの手術は、かつては取り残しがないように病巣だけでなくその周辺組織も広く大きく切除する術式が主流でした。しかし、これでは患者の体に与える術後の負担も大きくなってしまいます。近年では医療技術の発達と検査技術の向上により早期の小さいうちにがんが見つかるケースも増えてきたことから、患者の負担を軽減するため、切除範囲はできるだけ小さくするのが基本的な考え方になっています。

どの術式を採用するかはがんの大きさや場所にもよりますが、胸やお腹を大きく切り開くことはなくなってきています。体に２、３の小さな穴をあけるだけですむ内視鏡下手術や、メスを使わずレーザー照射などで病巣を除去できる外科的治療も広く実施されるようになってきました。

人の手による手術のなかでも難しい場所や細かな手技が求められるケースでは、米国で開発された内視鏡手術支援ロボットのダ・ヴィンチを導入する病院が日本国内でも増えてきています。外科医がロボットを遠隔操作し、３Ｄ画像の鮮明なモニターを見ながら執刀にあたることができます。画像は病巣のこれまで見にくかった部分も含めて細かいところまで映し出されて状態がとても見やすくなっています。さらに執刀医の手が震えてしまった場合も自動的に震動が取り除かれて機器に伝達されるので、繊細で正確な手術操作ができるのも大きな特徴です。執刀医も１人だけで済み、手術時間の短縮も期待できます。また傷口が小さく目立ちにくく、出血量も少なくなるといったメリットもあるといわれます。

しかし、それでも手術を受けること自体で患者は、体力を消耗します。手術前からたくさんの検査を受けなければなりませんし、入院の準備もしなければなりません。術後も慣れない環境でストレスがかかりますし、術後にベッドに寝たきりになっていれば普段の生活での刺激もなくなり、体を動かす意欲も失われ、足腰をはじめとする運動機能はもちろん、体内の水分や血流といった循環機能も低下しますし、呼吸機能も衰えるなど、体を動かす機会が全体的に少なくなってしまいます。

また、昔に比べればリスクは減ったものの、内臓や血管が複雑に交差する部位の手術では、術後に癒着などの合併症が起こる恐れもあります。そうなると回復までにさらに時間を要します。

「5年無再発なら完治」といわれながらも、消えない不安

手術で切除できるのはあくまでも目に見える、あるいは画像検査で存在が確認できるがんのみです。肉眼で見ると大きさがたった1㎝ほどの小さながんの塊でも、実際に存在するがん細胞の数は1億個にのぼるともいわれています。しかも一つひとつの細胞は目に見

えませんので、手術で病巣を切除しても、がん細胞が次第に病巣を離れ、体内を移動している可能性は否定できません。

だからこそ、手術後もよほど早期のがんでない限り、薬物治療や必要に応じ放射線治療も並行して実施し、再発予防に努める必要があるのです。これをアジュバント（術後補助）療法といいます。

がんになってから本当に治癒したり、あるいは症状や検査異常が消失した状態である寛解に至ったりしているかどうかは、アジュバントの終了後、最低でも5年は経過をみて、再発がなかったことを確認しなければ分かりません。さらにはがんの種類によっては10年以上経っても再発する可能性があるものもあります。

どんなに早期のがんであっても、手術で１００％完治が保証されることはありません。

だからこそ誰もが不安なのです。

19世紀末にX線が発見され、がん治療に応用されるようになって以降、放射線治療も進歩を続けてきました。近年は治療技術の発展に伴い放射線の質や機器の性能が高まり、精度の高い治療法が普及してきています。

例えば陽子線は体の奥にある病巣にピンポイントで高いエネルギーを届かせることが可能ですし、トモセラピーと呼ばれる治療法では複雑な形をした病巣の形に合わせて放射線の方向や照射範囲、時間などを最適になるよう調整し照射することが可能です。


しかし放射線である以上、体への負担を完全に避けることはできませんし、副作用も起こり得ます。特にがん治療で用いる放射線はがん細胞を変性させ、殺傷するほど強いエネルギーをもった光線です。放射線は必ず皮膚を通りますので、短期では皮膚のひきつれや変色、脱毛といった副作用が現れやすくなりますし、主に腹部の照射では胃や腸管の粘膜が荒れるため、食欲不振や吐き気、下痢を起こすこともあります。口の中やのどに照射すると口内炎ができたり、声が出にくくなったりすることもあります。

これらは照射後短期間で出る代表的な副作用で、比較的早く回復するとされていますが個人差があります。もともと体力がなかったり、副作用で食欲がなくなり、食べられなくなったために体力が落ちてしまったりすると、なかなか回復しない場合もあります。

抗がん剤治療はどこまで効果があるのか

抗がん剤治療は局所にとどまらず、周囲の組織を侵していたり（浸潤）、体のあちらこちらに広がってしまったり（転移）しているがんを退治する治療法です。全身をターゲットにするので、全身治療といいます。

抗がん剤でかつての主流だった殺細胞性の薬は、がん細胞の分裂速度が速いことに着目し、分裂するスピードの速い細胞を殺傷する設計になっていました。しかし正常な細胞でも、毛髪をつくる毛母細胞をはじめ、分裂の速い細胞があります。殺細胞性の抗がん剤はそのような正常な細胞にもダメージを与えてしまうので、副作用の大きいことがデメリットでした。

一方、１９９０年代以降に新しいタイプの抗がん剤として登場したのが分子標的薬です。がんやがんの増殖を助長する分子を狙い撃ちでき、副作用のリスクが少ないことや、がんへの優れた有効性から開発が盛んになり、その後も新薬が次々と世の中に出てきています。分子標的薬はターゲットががん細胞特有の分子ですから、従来の殺細胞性とは違い、正常な細胞には影響を及ぼしにくくなります。そのため、副作用のリスクは殺細胞性の薬よりも少ないのです。

ただし、ターゲットが絞られているとはいえ、100％確実に効くとはいえません。例えば肺がんの治療に用いられる分子標的薬のゲフィチニブは、がん細胞がEGFRという遺伝子の変異を多く起こしているタイプに使われますが、どのくらい効くかは個人差があるのです。

しかし、変異を起こしていない患者に、できるだけ効かせるような事前の治療法は西洋医学にはありません。最初からあまり効かないかもしれないと分かっているのに、効かせるための対策を講じることができず、副作用のある薬を投与しなければならないのです。

がん細胞の分裂を活発化するよう働く分子のみをターゲットにする分子標的薬は、正常な細胞へのダメージは極力ない設計になっているため、一般的に、殺細胞性の抗がん剤よりも副作用は少ないとされていますが、まったくないわけではありません。

ゲフィチニブは皮膚に湿疹ができたり下痢を起こしたりという副作用が多くの症例で報告され、間質性肺炎を合併する場合もあるともいわれています。

大腸がんや乳がんなどの治療に用いられるベバシズマブという分子標的薬は、がん細胞が増殖してしまうために、酸素や栄養を取り込むための血管を、勝手につくっていくというメカニズムに着目した薬で、血管新生阻害剤とも呼ばれます。がん細胞内にある、血管をつくりだそうとする物質の分子の働きを標的にし、阻害することで血管新生を起こさせないようにする作用がありますが、やはり粘膜からの出血や、白血球の減少などの副作用がみられます。

副作用が起こると、がんを治療している一方で、がん以外の病気や合併症を起こすリスクが高くなりますし、病気に至らなくても、体力や気力までも奪われてしまうことが多々あるのです。

さらに、薬には耐性の問題が必ずあります。耐性とは薬剤抵抗性のことで、生物がなんらかの作用をもった薬剤に対して抵抗性をもち、薬剤が効かなくなったり、効きにくくなったりする現象のことです。分子標的薬に限らずすべての薬にいえることですが、耐性がどのように表れるかについても個人差があります。

そして、そもそも体力がなかったり、治療を受けているうちに薬の副作用などで体力が落ちたりしたために、治療そのものを中断せざるを得ない場合もあります。

昨今は遺伝子レベルでの研究も進み、がん細胞のタイプを調べて患者の体に合った薬を選択することができるようになってきています。遺伝子まで調べられるのなら薬の効き方も良くなるのではないかと期待をしてしまいがちですが、遺伝子を調べても合う薬がなかったり、薬があってもあまり効かなかったりなど、まだまだ課題が多い領域です。

乳がんや肺がんなど世界的に患者数の多いがんでは薬の開発も活発です。そのためがんの種類によっては薬の選択肢が増えていっています。一方で、すい臓がんや卵巣がんなど、患者数が比較的少ないとされるがんでは薬の種類も限られており、耐性ができてしまうとすぐに手詰まりになってしまうのが問題です。海外ではすでに使われている薬も日本で使用が承認されるまでに時間がかかり、日本の患者が同じ薬による治療を受けられないというドラッグ・ラグと呼ばれる問題も生じています。

標準治療に潜む問題

これまでの西洋医学では、体の栄養状態がいかにがん治療の成否に関わっているかの重要性でさえ、あまり認識されてこなかったように思えます。もし患者の栄養状態の大切さが認識されていれば、積極的に栄養状態を良くする治療法が開発され、スタンダードになっているはずです。しかし今のところそのような動きは見られません。

このように、がんの標準治療はがんを治療するために取り組む治療であるはずなのに、むしろ患者の体力を落としてしまい、がんが増えやすくなる環境をつくってしまいかねなくなっているということに、私は大きな問題意識をもっています。

標準治療が終わったあと、再発リスクを下げるフォローの治療がないという現状のがんの治療法は急速な進歩を遂げてきているとはいえ、いまだに多くの課題があり、標準治療を受ければ患者にとって安心ということにはなりません。また、再発、転移したがんに対しては、これだけ医療が発達した現在でも完治に導くことは依然として非常に困難であり、余命を宣告されることも覚悟しなければなりません。

がんは、なにをもって完治と判断するかが非常に難しい病気です。現在の治療ガイドラインでは、初発のがんを治療したあとの無再発期間が完治を判断する指標とされており、多くのがんでは再発しないまま5年経過すれば治癒したとみなされますが、私はこれにも疑問を抱いています。がんの種類によっては、5年経っても安心できないケースもあります。例えば乳がんの場合は、完治を判断するのにほかの多くのがんよりも長く、10年間再発しないことが一般的な目安となっていますが、実際には20年近く経過してから再発するケースも珍しくありません。

私は今までの診療で患者が初めて発症したがんの治療後5年を過ぎてから再発するケー

スも少なからず見てきていますし、再発ではありませんが同じ患者の別の部位で新たながんが発生するケースもあるからです。そもそもがんにかかってしまったということは、その人はがんになりやすい、なんらかの身体的な素因をほかの人よりも多くもっているということを示していると考えられます。しかし、具体的にどのような身体的素因があるのかは解明しにくいのが現状ですので、５年経ったらその後は一生がんの不安から解放されるなどということは決してありません。私のクリニックでも、訪れるほとんどの人ががんの治療から何年経っても再発の恐怖におびえているのです。

がん治療がいったん終了しても、患者がその後も長期間、場合によっては一生にわたり、自分はがん患者であるとの思いから解放されずに、再発を気にしなければならないのはとてもつらいことだろうと思います。

しかしがん患者の精神的な負担に対して、医療機関が標準治療の範囲内でできることはほとんどないといっていいのが実状です。ひととおりの治療が終わり経過観察の期間に入ると、画像検査等でがんの再発がないかをチェックするだけで、再発リスクを抑える治療などは一部のホルモン治療が必要な場合を除いて原則として、なにもしません。医療機関側からすれば病巣はなくなったのだから治療の必要はないということになります。しかしそのような説明では患者にとっての根源的な悩みである、いつ再発するかは分からないという不安を解消できるはずがありません。

もし標準治療が終わったあとに、再発リスクを下げる効果のある治療を受けることができれば、単になにもせず経過観察するだけよりも安心感をもてるようになりますし、実際に再発しないまま人生をまっとうできる可能性も高められます。

現代のがん標準治療にはそこまでのフォローがまったくといっていいほどないことを私はとても残念に思っています。

治療後の回復は患者任せになりがち

がん標準治療は手術、放射線、薬物の各治療法とも多かれ少なかれ体に負担がかかるため体力が低下しやすく、病気への抵抗力も落ちることが考えられるのに、回復させる手立てがないといったことについても私は問題視しています。私には、医療機関ががんさえ治療すれば任務完了だといって、患者の切実な不安に向き合っていないように思えて、冷たさすら感じずにはいられないのです。

例えば手術後に体力の落ちた患者が、思うように動けない状態になってしまったとしても、医療機関ではただ患者に向かって、しっかり食べましょうとか、自分でよく気をつけて体を動かすように努力しましょうとか声掛けをする程度にとどまり、抜本的になにか治療をしてくれることはまったくありません。放射線治療でも、照射部位の周辺の臓器や器官に機能低下や障害が出ても、回復させるための根本的な治療はされません。

一時的な吐き気が見られれば吐き気止めを処方したり、下痢に対しては整腸剤などを処方したりすることがあっても、それらはあくまで対症療法です。がんによって消化管の傷ついた粘膜を修復したり、出にくくなった声を元に戻したりといったリカバリーは標準治療ではほとんど期待できないのが実情です。

せっかく標準治療を受けても、がん以外の、体力低下や副作用の影響などで命を縮めるようなことになっては元も子もありません。しかし、日本の医療は病気でなければ治療しない、つまり医療費をかけないという考え方が基本にあるためか、私から見ると患者のフォローアップや予防の面が非常に軽視されているように思えてならないのです。

個人差が考慮されにくい

標準治療が体に負荷をかけることが分かっているなら、治療を開始する前に体力や抵抗力をつけるようにするとか、できるだけ体力を落とさないような治療法の選択ができるようになれば、患者はもっと楽に治療を受けられるし、治療後にも体力の低下などで苦しむことがなくなるはずです。

ただし、体の状態は患者によってそれぞれ異なり、１００人の患者がいれば１００人とも違い、個人差があるので、治療に臨むには個別の状態を詳しく把握することが最優先となります。もともと体力がある患者なら、事前にさほどの対策はいらないかもしれませんし、逆に高齢であったり、病気がちであったり、食が細かったりしたら、最悪の事態に陥らないように手厚い対策をとっておくほうが良いはずです。そのためにはまず、個々の患者の状態を知らなければなりません。

しかし今のがん治療では、患者の個人差を十分に考慮しているとはいい難いのが実態です。確かにがんは遺伝子レベルの研究が進み、がん細胞の性質は一昔前に比べ格段に詳細が分かるようになり、状態に合わせた薬の選択がしやすくなっているのは事実です。しかしあくまでがんの個別対応ができるようになったという意味に過ぎず、患者についての個別対応とはいえません。

がっしりした体格で体力もあり、血流が良く、胃腸の働きも順調でよく食べられるといった人でも、痩せて体力がなく、貧血気味で、食が細くよく下痢をする人でも、かかったがんの種類が同じで、がん細胞の性質も同じだったと仮定すれば、治療も基本的に同じ方法がとられます。この例でいえば、明らかに痩せた人のほうが治療により体に大きな負担がかかることが予想されますが、事前に体内環境を良くして体力をつけるといった対策としての治療はありません。そしてがん治療後も、落ちてしまった体力や体の機能を回復させる治療がされることはありません。

西洋医学でも血液検査や画像検査などの精度は高く、個々人の体の状態は十分につかめるはず、との反論があるかと想像します。しかし、人間の体は生身なので、数値データが必ずしも、その人のすべてを表しているとはいえないのです。例えば、体の抵抗力を表すとされる血液検査項目での白血球数は数値が正常範囲であっても、私の知る限り患者本人がぐったりしていることはよくあります。また、肝臓の機能が悪いと抗がん剤治療ができない場合がありますが、血液検査で肝臓の数値に特に異常はなくても、実際に抗がん剤治療をスタートしたところ副作用が強く出てしまうケースもしばしばあります。

患者一人ひとりの体の状態を把握するには血液検査だけでは不十分といわざるを得ないのです。

がんが完治しない根本原因は、体質を診ていないこと

ここまで、個々人の体の状態という言葉を使ってきました。この状態を決めているのが患者の体質です。体質は、もともと風邪をひきやすい体質だ、とか母親の体質に似てお酒

が飲めないといったように日常会話でも自然に使われる、なじみのある言葉です。

個人差を決めているのは体質であり、どんなにいい薬でも薬を吸収する体づくりができていなければ効果を十分に発揮することができません。最良の治療法でも、体質に合っていなければそもそも体が治療を受け付けられないので、恩恵も受けられないのです。


体質は両親から受け継ぐ先天的な要素と、気候や生活環境、生活習慣などの後天的な要素の両方が絡み合ってつくられていきます。さらに加齢や病気、薬物によっても体質は変化していきます。ですから、同じものを食べてもお腹の調子を悪くする人とそうでない人がいたり、同じ場所にいるのに暑がる人と、暑がらない人がいたり、といった個人差が生じるのです。

がんが発生しやすい体質も同様です。近年の研究からがんは、遺伝子の病気であることが分かってきました。しかしこれは親から受け継いだ遺伝子に異常がある遺伝病とは区別されます。

家族性の乳がんや大腸がんがあるなど、一部のがんは親からの遺伝が強く関係していることが分かっていますが、その他の多くのがんは、生まれたときには正常だった遺伝子が、後天的になんらかの要因により傷がつき異常な細胞となって増殖してしまい、発症すると考えられています。遺伝子の傷は決して珍しいことではなく、人間の体内では毎日数千個の細胞が、これによっていわゆるがん化しているとされています。

要因は多数あります。例えば紫外線や発がん作用のあるウイルス、食品やたばこ、アスベストなどの粉じんに含まれる発がん性物質など、生活に比較的身近なものも引き金となり得ます。大部分が、食事や運動、睡眠といった生活習慣によるものなのです。

正常な細胞であれば、寿命がくると自然に死んでいくアポトーシスと呼ばれる仕組みがありますが、がん細胞にはその仕組みがありません。そのためがん細胞が無秩序に分裂を繰り返しながら増えていき、がんとして目に見えるまでの大きさになるのです。

かつては両親から受け継いだ体質は一生変わらないと考えられてきました。確かに遺伝子配列による体質、例えば肥満になりやすいとか、がんになりやすいとかいったいわゆる先天的体質は変わらないと考えられます。しかし一方で同じリスクのある遺伝子配列を有する人であっても、実際にその遺伝子が発現するかどうかは、食事、運動、ストレスなど毎日の生活習慣によって大きく影響されてくると考えられます。

つまり、体質はもともと親から受け継いではいますが、生まれたあとにどのような生活をするかによってもつくられ、変わっていくものであるということです。

そのためがんでは、個人差＝体質に合わせた治療を進めることと、体質そのものを良くしてがんの治療効果を高め、治療による体へのダメージを抑えることが、完治を目指す柱になってきます。そして、治療効果の高い体質に変えていくために最も役立つのが漢方なのです。

［第2章］

「漢方は効かない」は大きな誤解！
患者の体質に応じてアプローチする
中医学に基づくがん治療とは

漢方治療は体質にアプローチできる最良の選択肢

漢方と体質に深い関係があるということは、実はすでにある程度受け入れられている考え方だと思います。太りやすいとか、冷え症だとか、花粉アレルギーがあるなど、健康上の慢性的な悩みを解決したいとき、漢方は体質改善の方法として、身近なものの一つです。

漢方は、食事療法とルーツを同じくすると考えられ、医食同源という言葉が示すように、食事を変えると健康状態が変わるのは経験的に分かっているのです。

がんにかかったのを機に従前の食事を見直そうとする人が多いのは、国内外の権威ある専門機関から、がんと食事の関係について多くの情報提供がされていることも影響していると思います。米国の国立がん研究所が1990年に発表したデザイナーフーズ計画では、がん予防に効果があると考えられる食品を提示しています。米国では日本よりも早くからがんの罹患や死亡数の増加が問題となっており、食べ物との因果関係について調査が進められていました。
日本でも厚生労働省主導で２０００年以降から推進している、健康増進法に基づく計画である「健康日本21」で、がんは糖尿病や循環器病と並び罹患や死亡の減少に取り組むべき項目の一つに挙げられ、食生活の影響についても明記されています。

もちろん、食事だけががんの罹患や進行に関わっているわけではありません。しかし食事を変えることでリスクを抑えられる可能性があるのなら、取り組む価値はあると思います。食生活は生活習慣の一部であり後天的なものですから、体質を変えることは十分にできるはずです。

がんに関する一般向け書籍でも、食事をテーマにしたものはひときわ多く目をひきます。テレビやインターネットでも、がんには○○の食材がいい、などといった題材はよく取り上げられています。

キノコ類がいいとか発酵食品がいいなどとメディアの報道で特定の食材や食品群が注目され、町のスーパーであっという間に品切れになってしまうということもしばしば聞きます。そのくらい、がんと食事の関係は人々にとって関心が高いことなのです。

ところが、がんにかかった人は食事の見直しには積極的なのに、食を起源とする漢方には、なかなか進んで取り入れようとはしません。これはとても残念なことだと思います。

漢方の考え方は食事の延長にあります。体質改善に良いとされる食べ物の薬効成分に着目して煎じたり、薬として製剤化したりしています。当然、食べ物をそのまま食するよりも得られる有効成分は高濃度になりますので、体質改善にもより高い効果が期待できるわけです。

また、漢方は世界最古のレベルで長い歴史をもち、がん治療の分野でも多くの研究や実績があります。体質改善という面についていえば、西洋医学がそれほど役に立っていないのにひきかえ、漢方は他の追随を許さない、最良の選択肢であると私は考えます。

私は、従来の食事の見直しや食事療法を否定するわけではありません。むしろ漢方治療にあたっても、抜本的な食事の見直しと並行して取り組んでいくことはとても重要であると考えています。ともに取り組むことで、西洋医学では現状手が回っていない、真の体質改善を進めることができ、がんに対する治療効果は格段にパワーアップする可能性が高いのです。

がん治療における漢方は過小評価されている

にもかかわらず、日本ではがんに対する漢方治療への関心が低く、医療機関でも漢方を積極的に使っているとはとてもいえないのが実情です。漢方自体は日本のなかで身近な存在になっているはずなのですが、漢方薬と、がんのような難治性の病気とが結びつかないと思っている人は多いようです。

世間一般には、漢方＝体質改善という強いイメージはありながらも、漢方の効き目はあくまで穏やかであって即効性には乏しく、気長に飲み続けないと手応えが得られないと思っている人が多いように思います。ましてがん治療となると、抗がん剤の副作用をできるだけ緩和することを考えた際に治療薬の選択肢として漢方が挙がるくらいで、それで良くなればもうけもの程度にしか期待されていないようだと私には思えてなりません。

西洋医学の医療機関でがん治療にあたっている医師も、漢方ががんに効くと考えている人は少ないのではと私は思います。漢方について気休めに過ぎないなどと表現する医師もなかにはいます。長く漢方治療に携わってきた者として、漢方ががん治療の面で過小評価されていることを率直に残念に思います。

がん治療に２０００年以上の歴史がある漢方

漢方が長きにわたりがん治療に使われてきた実績があることは、日本ではほとんど知られていません。漢方の歴史をひもとけば、前漢の時代（紀元前２０２～紀元後８年）に編《へん》纂《さん》されたと伝えられる最も古い医学書『黄帝内経』に、すでにがん治療に関する記載があります。この医学書でがんは、筋癌、腸癌、骨癌などに分類されており、実に２０００年以上前から中国の医者たちはがんを認識し、治療にあたってきたと考えられます。

この場合、今の日本で主に行われているような副作用の軽減といった使われ方ではなく、がんそのものへの治療効果を狙ったとされる処方の記録が残っています。がん治療はあたかも西洋医学の発展とともに進歩してきたように世間では受け取られがちですが、中国で行われてきた漢方によるがん治療のほうがずっと長い歴史を誇っているというわけです。

さらに紀元後200年頃には、中国最古の薬物事典とされる『神農本草経《しんのうほんぞうきょう》』も書かれています。植物や動物、鉱物を原料とした各生薬の薬効について記されており、治療薬のほか気や体力を養い病気を予防する薬の分類が試みられています。

ところで漢方という呼び名は江戸時代の日本で、漢（中国を指した呼び方）からきた医学という意味で日本がつけたものであり、中国では用いません。また、日本では江戸時代以降、漢方に独自の解釈が加えられるなどしており、現在、中国で行われている治療とは考え方や方法論に違いが生じています。

いわゆる漢方薬と呼ばれる生薬を用いた薬物療法を含め、古代中国から脈々と受け継がれ発展を遂げてきた中国の伝統医学を中医学といいます。本書では日本で広まった漢方と区別するため、学問を表す意味で使う場合には中医学漢方と記載し、漢方薬、漢方治療は読者のなじみの良さを考慮しこのまま使用します。

西洋医学との融合で進化する漢方治療

さて、そんなに古い医学が現代に通用するのかと疑問に思う人もいるかと思います。しかし、漢方は時代の変遷とともに新しい知見を取り入れながら発展し続けています。がんに関していえば、世界で初めて西洋医学による抗がん剤が登場した１９５０年代以降、中国では中医学と西洋医学を融合させた、より効果の高い治療法の研究や実践が盛んになってきました。

例えば、中国中医科学院広安門病院では、３２６例のⅢ期～Ⅳ期の胃がんで抗がん剤治療を受けた患者に漢方薬を併用したところ、白血球低下に対する有効率は94％という結果が得られました。さらに、骨髄抑制やうつ、食欲減退、全身状態の改善が認められました。

また、左のグラフのとおり、西洋医学の治療と漢方を併用することで、西洋医学単独に比べ生存率の明らかな改善が確認されているのです。

図表2

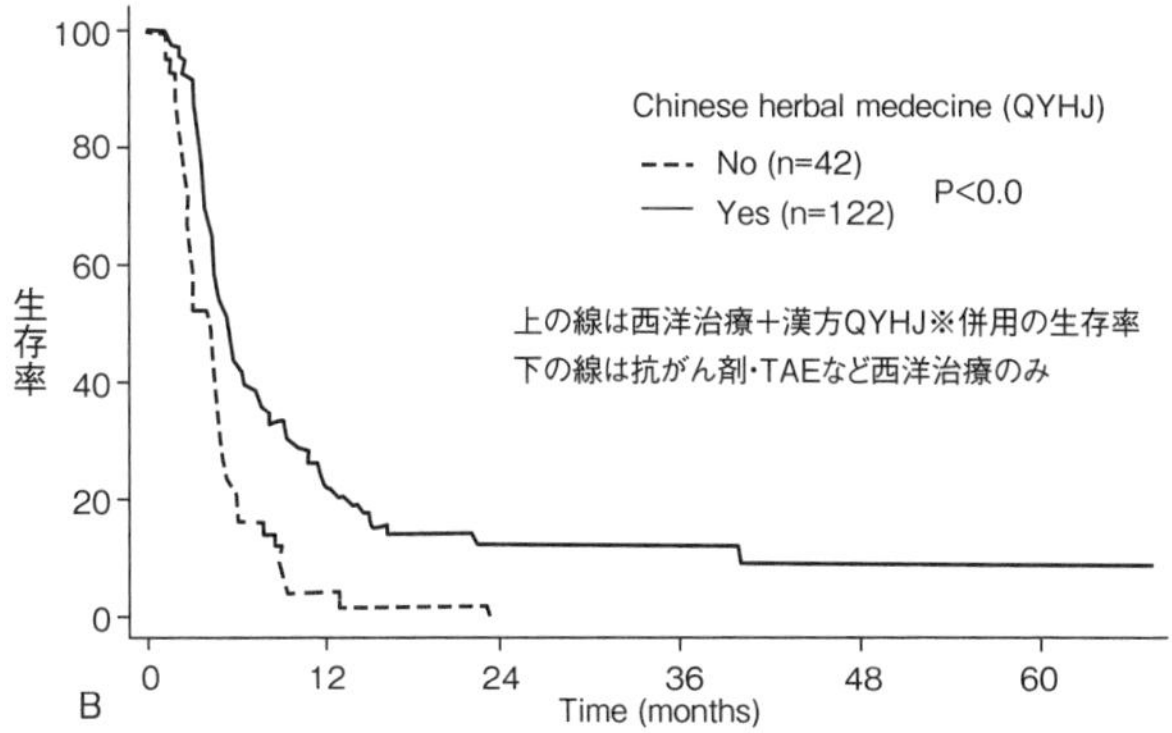

※ QYHJ：劉魯明教授のグループが長年の臨床と研究を重ね、すい臓・肝臓がんに有効を示した漢方薬の清脾化積湯のこと　　著者クリニックのHP

２００５年には劉魯明（Luming Liu）教授グループとアメリカのM.D.Anderson腫瘍センターとの共同研究で、肝臓がんの患者に漢方治療を2カ月間続けた結果、20％に腫瘍の大きさの縮小が見られ、50％以上が不変（進行抑制）との結果が得られたと、世界的に有名ながん専門の医学論文誌『Cancer』にも掲載されています。

昨今は西欧でもちょっとした漢方ブームとなっており、漢方による優れた薬効が注目され研究されるようになってきましたが、中国ではすでに漢方はがん治療で多くの実績を上げています。

中心となっているのが、私自身が１９９０

年代に所属していた北京市の中日友好病院です。私はこの病院でがんの漢方治療の権威である中国人の先生から指導を受けて当時の最新鋭の治療を学び、数百にものぼる症例を担当しトレーニングを積んできたのです。

日本では漢方が体質に基づき正しく使われていない

しかし、残念ながらこうした中医学漢方の優れた功績は医療制度や体制の違いもあり、日本ではなかなか知られていないという実情があります。また、根本的な問題として、中医学に通じ漢方薬を正しく使える医師が日本にはとても少ないということもあります。

現在のがん治療で漢方薬が処方される場合、その多くは標準治療による副作用を和らげるといった対症療法にとどまっているのが実態です。

確かにがん治療には吐き気やむくみ、不眠などのさまざまな副作用がつきものといってもいいぐらいですし、そのために生活の質（ＱＯＬ）を落としている人も大勢います。漢方が対症療法で使われることが良くないと否定はしません。しかし、漢方治療はせっかく体質を整えて改善する効果が突出しており、ほかの治療法ではなかなか効果が得られないのに、がん治療にあたる医療機関でそういった目的で使うという発想がほとんどないことを私は残念に思います。

そもそも、西洋医学の医療機関で、医師が患者の個々の体質についてよく考えて治療にあたることは、よほどその医師が興味をもって個人的に勉強しない限り、ほとんどないといっていいのではないかと私は想像します。

現代の西洋医学に基づく医療の弱点は、局所的な部分にとらわれ過ぎてその人の全体像がつかみにくくなっている点にあります。木を見て森を見ずということわざにもあるとおりで、西洋医学的な観点は体をパーツ別（臓器別）に考えることによって、その専門性を追求していき、疾患を治していこうとするものです。

このことによってその個々のパーツである臓器の状態を良好にもっていくことはできるのですが、体全体には良くないことが起こってしまい、結果としてはデメリットのほうが大きいということが起こり得るのです。

一方、中医学ではその人の全体像をつかみ、体を構成する臓器や組織、成分などのバランスをとることが治療目的になります。体質はまさに全体像のベースにあるもので、バランスがとれている＝良い体質ということになります。

しかし、西洋医学の教育ではこうした中医学の概念や、概念に基づいた診断、治療について詳しく教える機会がありません。今のがん治療に従事する西洋医学の医師が漢方薬を体質改善のために使うことができないのも無理からぬことです。

現在、病院で公的保険制度の適用を受けている漢方エキス製剤は、体質を診なくても添付文書に記載の適応症だけで処方できるようになっています。もちろん適応症が誤っているわけではないのですが、漢方の考え方では、たとえ同じ症状でも体質が違っていれば処方される薬も違うのが普通です。しかし現行の保険制度の範囲内では、それを加味した幅広い処方ができないという難点があるのです。

　このことは、西洋医学の医師だけでなく、残念ながら漢方医として治療にあたっている医師の多くにもいえることです。一例を挙げれば、漢方薬には保険適用外の煎じ薬もあり、正しく使えればこちらのほうが高い薬効が期待できるのですが、日本では、漢方医であってもこうした煎じ薬を使いこなせる医師はごく一部に過ぎないのです。

　日本には現在、正確な数は分かりませんが数千人もの漢方医がいます。漢方医が多く所属している日本東洋医学会の2022年度の医師会員数が6621人、同会が認定した漢方専門医が2009人ですから、数千人という推計は妥当な数だと思います。しかしそうした医師で煎じ薬を正しく使えるのは200人にも満たないだろうというのが私の感触です。医師の力量の差が大きく、体質を正しく診られず不十分な治療や誤った治療になってしまうケースも散見されるのが実情です。

　長い歴史があるにもかかわらず、中医学漢方による正しい治療法が浸透していないために日本国内で漢方のがん治療への効果がまったくといっていいほど発揮されず、いわば宝の持ち腐れになってしまっていることを、私はたいへん残念に思っています。

体質が分かればもっとできることがある

現在のがん標準治療の三大柱である、手術、放射線、薬物治療は、いずれも治療にあたり患者個人の体質が十分に考慮されているとはいい難い現状にあります。一方で中医学漢方は、患者の体質を正しく把握し、体質に合った処方をすることで漢方の効果を最大限に発揮できる治療法といえます。具体的には、体質を良くし、がんと闘う力を高めることができるということです。

がん治療にとって良い体質とは、抗がん剤などの標準治療が効きやすい体質であったり、標準治療による副作用が出にくい体質であったり、といったことが挙げられます。簡単にいえば、体質に適合した処方をすることによって、患者が元気な状態を保ちながらがん治療の効果を高め、再発もしないような体質をつくることが、中医学漢方では可能なのです。

体質が良くなれば患者は自らの免疫力を高めることもできます。免疫を構成している免疫細胞も生命体ですから、活動していくには栄養や酸素を必要とします。したがって体質を良くすれば、体をつくっているほかの細胞と同様に、免疫細胞もこれまで以上にどんどん元気になっていって、がん細胞という凶悪な異物にさえも立ち向かい、退治する力が高まるというわけです。

体質へのアプローチという、標準治療では手薄な部分にもたいへん有効な戦略がとれるという意味で、がん患者にとって治療の選択肢が広がることも大きなメリットです。

医学が発達した現在でも、がんは患者にとってたいへん手ごわい病気であることに変わりはありません。ですから、がん克服に向けて治療を進めていくための武器としての持ち駒は本来、多ければ多いほど有利になっていくということです。この治療しかないとか、あとがないといった、選択肢の限られた状況が回避できるので、患者はより安心感を得られます。その意味でも、漢方は大事なツールになってくるはずです。

また、がんのある臓器だけでなく、関わりのある臓器の機能を良くすることができるのも漢方治療の特徴です。中医学の臓器と西洋医学の臓器は定義が異なりますが、理解しやすいよう西洋医学の臓器で説明します。お腹の調子が悪くなったとき、腹痛や下痢といったお腹の症状だけでなく、冷や汗が出たり、動悸がしたり、ぐったりして寝込んでしまったりなどほかの場所にも不調を感じるものです。これは、がんにかかったときにも同じことがいえます。肺がんの患者が、呼吸の症状だけしかないかといえば、実は決してそうとはいえず、病状の進行に伴い食欲が落ちたり、疲れやすくなったり、肺以外の面でもさまざまな症状を訴えるようになります。

つまり、それぞれの臓器は単体で体の機能を担っているのではなく、互いに影響を及ぼし合っていると、中医学漢方では考えられています。互いに助け合ったり、時には機能が過剰にならないよう制御したりしてバランスをとっています。

一方、一つの臓器が病気になると、ほかの臓器にも影響が及んで機能が低下してしまうこともあります。

よって中医学漢方の治療は特定の臓器を対象にするものではありません。治療を続けることで病気のある臓器、弱っている臓器だけでなく、全身状態の底上げを図り、バランスを取ることができるのが漢方の大きな特徴であり、それが体質改善へのアプローチということになります。

手術による体へのダメージを抑えることができる

漢方治療は、がん治療のスタート時から標準治療のあらゆる段階で取り入れることが可能であり、それぞれの段階でがん治療に効果を発揮します。

切除ができるがんの場合、標準治療で第一に選択されるのが手術です。がんの病巣が大きい場合は先に抗がん剤治療で小さくしてから手術という戦略が取られることもありますが、多くの場合、初発の固形のがんでは、手術で病巣を切除することが検討されます。

しかし、当然ながら患者の体調が悪かったり、手術に耐えられる体力がなかったりすれば、手術を受けることはできません。早く病巣を切除したくても、体力がつくまで待たなければならないケースもあります。時間があけば、がんが進行してしまう可能性を高めてしまいますので、患者は不安を感じてしまいます。かといって無理に手術を受けたとしたら、その後体力が大きく落ちて、がんをとり去ることができたとしても健康状態が悪化してしまう恐れがあります。傷の治りが悪いなどで起き上がれず寝たままでいるとリハビリもままなりませんし、呼吸や消化機能も寝たままでは低下してしまいますので、ますます回復が遅くなってしまいます。

　そんな状況を回避するには、手術の前に体調を整え体力をつけておくことが大事です。そこで手術前に漢方治療を進めるのが有効というわけです。体質を良くして体力を蓄えるような治療をすることで手術による体への負担を軽くし、術後の速やかな回復を促すことができます。手術で落ちてしまう免疫力を増強して体力を維持する効果が期待でき、合併症のリスクを下げることも可能です。また、体力の維持・向上を図ることで、その後の抗がん剤等の治療効果の向上や、副作用の軽減も期待できます。

　がんと診断され、どのような治療・手術が適切か判断するための検査を行ったのち、数週間～数カ月程度、患者に待機してもらうことがあります。その間、標準治療でできる治療はありません。よく食べて、体力をつけておいてくださいという医師もいるかとは思いますが、患者にとっては手術を受けるまでにがんが進行してしまうのではと心配ですし、大きな不安を抱えながら思う存分食べてくださいなどというのは患者の気持ちを考えても難しいのは想像に難くありません。がんを抑え込んでおくような治療があるなら早く受けたいと思うのが自然です。

このような場合にこそ、漢方治療が向いていると私は思います。手術の前に体力をつけること、体力をつけるだけでなく体質を改善して、今まで以上に強じんなものに変えていくために、漢方は最善といっていい治療法だからです。漢方治療は手術が決まる前、がんと診断されたらできるだけ早く受け始めるほうが体力を養うことができて、その後の治療にとって都合が良いのです。

漢方治療は、がんと診断される前からでも始められます。例えば、がん検診などでがんが疑われると指摘されて精密検査を受けた場合に、結果を待っている間にも、不安であればその時点から漢方治療をスタートさせることもできます。

ここが西洋医学とは大きく違うところです。西洋医学では、なにごとも診断がおりなければ治療へと進めません。本人の具合が悪くても、病名がつかなければ具体的な治療は行われないのです。その点、漢方治療は体質改善へのアプローチですから、医師が体質を正しく見極めることができれば改善する治療が受けられます。

仮に、精密検査をした結果がんではなかったとしても、処方された薬が体に悪影響を及ぼすことはありません。体質が良くなることは、その人にとってはいいことづくめであり、なんのデメリットもありません。がん治療でも、早ければ早いほどたくさんの恩恵が受けられるというのが漢方治療の良さなのです。

臓器や組織を治療によるダメージから守る

手術や放射線治療は、がんの病巣を狙って進める局所治療です。手技や機器などが発達している現在は、できるだけ周囲の正常な組織や細胞にダメージが及ばないような工夫がされていますが、病巣の場所や大きさ、性質によっては、治療後に病巣のあった臓器や周辺の臓器、組織の機能低下が避けられない場合もあります。

例えば手術で胃を切除すれば消化機能は損なわれますし、食道を切除し胃の一部で再建するようなケースでも同様のことが起こり得ます。リンパ節を郭清《かくせい》（切除）すればむくみやそれに伴うだるさが生じやすくなりますし、放射線治療で骨盤内に照射すると場所によっては排尿障害が起こることもあります。のどに放射線を照射した結果、声がれなど発声に影響するケースもあります。

これらはリハビリや生活上の工夫でリカバリーが可能だったり、時間とともに回復したりすることもありますが、個人差があります。体力があれば早期に回復することもありますが、照射部位にもよります。なかなか回復に至らず、日常生活に支障をきたしたままになってしまう場合もあります。

西洋医学ではリカバリーのための良い治療がなかなかないのが実情です。また、できるだけダメージが及ばないよう、事前に体力をつけて体の各機能を補強しておくといった考え方も西洋医学にはあまりありません。

漢方治療は体質を良くする治療ですから、事前にやっておけば臓器や組織を丈夫にし、機能を高めることが可能です。したがって、こうした副作用の軽減も期待できます。あらかじめ正常な臓器や組織を、漢方治療によって防御する体制をつくっておくのです。

また、ダメージを受けてしまったあとでも漢方治療で機能の回復を図ることは可能です。例えば胃がんの手術で食が細くなってしまっても、漢方治療で食欲をコントロールして消化機能を高めることは可能ですし、放射線治療によって生じるのどの不調や排尿障害の改善例もあります。

日本では正常な臓器や組織を守るという予防目的で医療を受ける発想があまりなく、病院は病気になってからかかるものという考え方が強いように思います。がん患者はどうしてもがんのある臓器のことばかり考えがちですが、正常なほかの臓器や組織をできるだけ良い状態にしておくことは大事であり、そのために漢方治療はとても良い効果が期待できるのです。

抗がん剤の副作用を軽減し、治療効果を高める

がん治療の際に抗がん剤の副作用に患者が耐えられなくなって予定の回数を投与できず、中止してしまうといったケースは決して少なくありません。抗がん剤そのものが強い薬であるだけでなく、患者の免疫力が低下していることを考慮し、中止しているとも考えられます。がんを小さくするだけでなく、治療の副作用による体への負担をできるだけ軽くするためにも免疫力の維持や増強は重要であり、漢方治療はその解決策として効果的な治療法といえます。

特に再発や転移がんでは、病状に応じて数カ月から1年、それ以上の継続した治療が必要となります。その際に体の免疫力が高い状態を保持しておくということは、がんとの闘いを続けるうえでとても重要になってきます。ですから、抗がん剤治療を始める前に漢方治療を始めると、楽に過ごせて抗がん剤の治療効果も十分に得られるということになります。

また漢方でないと改善が難しい副作用もあります。抗がん剤の副作用でよく知られている症状の一つがむくみです。体に余分な水分がたまってしまうということで、西洋医学では利尿剤が処方されることがありますが、実はこれでは良くならないのです。西洋薬の利尿剤は血管の中にたまった余分な水分を腎臓へ送り、尿として出すのを促すよう働くのですが、この場合のむくみは血管内ではなく、組織間に水分がたまっているから効きにくいのです。つまり、まず組織間の余分な水分を血管へ引き込む必要があります。しかし西洋医学にはその働きがある薬はありません。

漢方薬の利水剤は体の余分な水を排出する薬で、こうしたむくみに有効です。薬の種類や組み合わせは患者の体質によって何通りもあるので熟達した医師でないと使いこなせませんが、解決の手立てはあるということです。

このように西洋医学的なアプローチでは歯がたたないような症状も、中医学漢方なら改善できる症状はいくつもあり、西洋医学の治療効果を上げる助けとなります。

抗がん剤の耐性獲得を遅らせることができる

ある程度の期間にわたって同じ薬の投与が続くと、薬の種類や個人差にもよりますが、がん細胞が変異し薬が効きにくい体質になることがあります。薬物治療には薬剤抵抗性の問題がつきものです。

中医学漢方の考え方では、体力が落ちたり体質が悪くなったりすると薬は効きにくくなります。これを耐性獲得といいます。例えば肝臓の機能が落ちれば薬を代謝する能力も低下しますし、血流が悪くなれば薬の成分が全身にいきわたりにくくなると考えられます。西洋薬の抗がん剤も例外ではありません。このようにして耐性がついてしまうと、別の薬に切り替えざるを得ません。しかしそんな薬はいわば控え選手のようなものですから、最初に使用した薬よりも効き目が大きくなることは、通常では期待できません。

また、がんの種類によっては薬の選択肢が少なく、切り替えようにもほかに合う薬がないことがあります。そうなると患者本人は治療を受けたくても、もう手立てがないと宣告されてしまうことに等しくなり、生きていく望みが絶たれてしまいます。そのため、できるだけファーストチョイス、ファーストラインと呼ばれる、最初に使用する薬を長く投与することが、治療効果を上げるには望ましいのです。

だからこそ、薬を受け入れる体の状態、すなわち体質をできるだけ良くし、良好な状態を長く保つことが肝要です。私は、漢方治療を抗がん剤などの薬物治療と併用することを、自分のクリニックの患者に提案しています。併用すれば、耐性の獲得をできるだけ遅くすることが可能となり、最初に選択された効果の高い薬物療法を長く続けられるというのが私の考えです。

がん治療とアルブミン低下

あまり一般に知られていないがん標準治療の弊害の一つとして、アルブミンの低下があります。アルブミンは、血液中の総タンパク質の約60％を占めるとても重要な物質で、主に肝臓でつくられます。食物から栄養をしっかり摂れているのかを知る指標として用いられるのが血中のアルブミン濃度です。

　がん治療は多かれ少なかれ体に負担がかかるため、食欲が落ちてくる人も少なくありません。そうなると低栄養と呼ばれる栄養不足が心配されます。栄養不足になれば筋肉量が減ったり、体力が落ちたり、抵抗力が落ちたりして、場合によっては体に負担がかかる抗がん剤にも耐えられなくなる可能性が出てきて、治療の継続に影響する恐れもあるからです。

　抗がん剤をはじめ多くの薬剤は体に入ると、まず肝臓で代謝されます。代謝とは摂取したものをうまく体に機能させ、さまざまな物質に変える活動のことです。代謝の過程で薬の有効成分は肝臓でつくられるアルブミンと結合して全身に運ばれていきます。そのため、アルブミンが少ないなど、血清アルブミン値（血清中のアルブミン濃度）が低いと抗がん剤が治療効果を発揮できなくなってしまうわけです。


　さらに、副作用が起きやすくなる問題もあります。アルブミンには血液中の水分を適度に保持してくれる働きがあり、アルブミンの血中濃度が低くなると血管から水分が染み出ていってしまい、体にむくみなどの副作用が起こるのです。

がんになると、がん細胞が分泌する物質によって体の正常な代謝が阻害されやすくなり、体の機能も悪くなるほか、血清アルブミン値が低くなってしまいます。だから進行がんであれば患者は次第に痩せていってしまうのです。

血清アルブミン値が低下すると、体にもともと備わっている免疫力も落ちてしまいます。免疫とは、病因となる異物を排除するシステムで、主に白血球中に存在する免疫細胞と呼ばれる細胞群が担っており、免疫細胞もタンパク質を材料につくられます。

したがって血清アルブミン値の低下による低栄養状態は、免疫細胞が十分につくられなくなることによる免疫力の低下につながるというわけです。がん患者の多くはがんによって栄養の摂取が著しく阻害され、栄養障害で亡くなってしまうのです。

血清アルブミン値は、がんとなったあとにどのような経過をたどるのかを示す予後因子として近年重要視されています。ＣＡＲ（ＣＲＰ／アルブミン比）と呼ばれる炎症因子

ＣＲＰの値と血清アルブミン値の比が、がん患者の予後の予測に使われることもあります。つまり、ＣＲＰの値が低く、血清アルブミン値が高いほど、がん患者の予後が良好であることを意味します。

２０２２年10月、関西医科大学は食道扁平上皮がんに対する二次治療以降として、ニボルマブ（製品名：オプジーボ®）の効果と予後因子を調べた結果、ＣＡＲ（ＣＲＰ／アルブミン比）が予後予測に有効であるとする研究成果を発表しました。ニボルマブは開発に貢献した京都大学医学部の研究チームのリーダー、本庶佑《たすく》さんが２０１８年にノーベル医学・生理学賞を受けたことでも知られる分子標的治療薬で、免疫の働きにブレーキがかからないようにする免疫チェックポイント阻害薬です。関西医科大学のチームが、治療を受けたすべての患者のうち生存している人が50％となる期間を示す、全生存期間の中央値を調べたところ、ＣＡＲの値が０・62未満にとどまった人では全生存期間の中央値は14・６カ月となる一方、０・62以上に高くなると６・７カ月という結果だったのです。

医療機関ではがん治療中の患者に定期的な血液検査を実施し、ほかのさまざまな項目とともに血清アルブミン値も測って、数値の変動を見ています。もし血清アルブミン値が一定の基準を下回った場合には体が治療に耐えられないと判断し、抗がん剤の投与を一定期間止めるなど治療スケジュールを見直すこともあります。予定どおりに治療が進まないわけですから、がんの進行にも悪影響を及ぼします。アルブミンが十分に体内にあることは、がん治療をスムーズに進め予後を良くするためにもたいへん重要なのです。

しかし、今のがん標準治療で、栄養状態のモニタリング（検査により推移を見ていくこと）はできても、血中で足りなくなったアルブミンを補充する手立てはありません。アルブミンを点滴で補充する治療法自体はあるのですが、残念ながら今のところ日本では公的保険制度の適用対象になっていません。

そのため医療機関では、患者の血清アルブミン値が低くなっても、しばらくの間は抗がん剤治療を止めて自然に回復するのを待つしかないというのが現状です。しかし休薬しても、血清アルブミン値の急な回復は見込めません。肉や魚を食べてタンパク質をしっかり摂るように医療機関から指示されることが多いのですが、食事に気をつけるだけでは、血清アルブミン値を目覚ましく上げる助けにはなかなかなりにくいですし、そもそもがん患者はそんなにもりもりと食べられるわけでもありません。

抗がん剤治療などによるアルブミンの低下ががん治療の成否を分けるといっても過言ではないほど重要であるのに、公的保険が適用されず治療費の補充がないことに私は大きな問題意識をもっています。

抗がん剤で減少するアルブミンを漢方で補える

生命を維持するのに重要な働きのあるアルブミンは薬物抵抗性にも深く関わってきます。肝臓で代謝された薬剤の成分は、血中のアルブミンと結びついて全身に運ばれるので、アルブミンが少なくなると薬の効きが悪くなると考えられます。抵抗性が出ないまでも、アルブミンが減るとむくみが出るなど、副作用がますます強まり、休薬せざるを得ない場合もあります。

一方、アルブミンは薬を効かせるのに必要でありながら、その薬によって減ってしまうため、コントロールが難しいのです。

アルブミンが減少するのは抗がん剤の影響だけでなく、手術や放射線などのほかの治療でも体に負担がかかることから減ってしまいますし、がんが進行することでも減っていきます。アルブミンはタンパク質ですから、食欲が減退し食事が十分に摂れなくなると減りやすくなります。年齢に関係なく、若い年代のがん患者も体力がなかったり、強い抗がん剤が投与されたりすると大きく減ってしまうこともあります。

中医学漢方によるがん治療で最も大きな強みであるのが、アルブミンは漢方で補えるということです。減ってしまったアルブミンを補充する治療は、保険適用にはならず、通常は行われません。自由診療でアルブミンを点滴してくれる医療機関もありますが、がん治療に精通しているとは限りませんので十分に気をつける必要があります。

しかし私のクリニックのように中医学漢方によるがん治療に力を入れ症例数も多い医療

機関であれば、注射や点滴の必要もなく、漢方薬の処方だけでアルブミンを増やすことができます。

薬の効果が得られるまでそう時間はかかりません。ほとんどの場合、漢方治療を始めて1週間程度で体に元気が出て体力がつき、ほとんどのケースで血清アルブミン値が上昇するなどの変化が見られるようになります。

たとえ抗がん剤を一時期休薬することになったとしても、その期間をできるだけ短くでき、早期の再開へもっていける効果が期待できるのです。

再発予防にも有効

初発のがんで手術が成功し病巣を取り除くことができたら、次の目標は再発予防です。手術では目に見える範囲のがんを取り除くことはできても、目に見えないがん細胞までなくすことはできません。そのため、画像検査や手術で切除したがんの病理検査などから、体内に見えないがん細胞が残っている可能性があると判断された場合、放射線や抗がん剤などによるアジュバントが実施されます。よほどの早期がんでない限り、手術後

100％再発しないと判断されることはなく、ほとんどの患者は念のために抗がん剤治療を受けることになるのです。

しかし、手術などとは違いアジュバントには明確な標的がありませんし、そもそも、がん細胞が残っていない可能性もあるだけに、患者にとっては本当に有効な治療であるのか確信がもてずに不安な気持ちになりがちです。

患者はアジュバントが終了したあとも、再発におびえながら何年も過ごさなければなりません。アジュバントが目に見えないがんへの治療である以上、治療によって完全にがん細胞が死滅したかどうかは医師にも分からないのです。5年、がんの種類によっては10年再発が見られなければ完治とみなされますが、絶対とはいえません。

治療を受けると、多かれ少なかれ副作用が出ます。治療を受ければ100％再発が阻止できるのならまだしも、効いているかどうかも分からないまま副作用と闘わなくてはならないのは、心身へのストレスが相当かかります。

患者にとっては少しでも副作用を軽くできるのなら、たとえ手応えが分かりにくい治療だとしてもより前向きになれるだろうと思います。その点、漢方治療は体質に合った薬を使えば副作用の心配はほとんどありませんし、体質が上向きになって体調が良くなったり元気が出たりする効果も得られやすいのでアジュバントの副作用を軽減する効果も期待できます。実際、手術後に抗がん剤治療をすると同時に漢方治療もスタートさせた患者からは、副作用が軽くて済んだという声が私のもとに多数届いています。心身が楽になるということは、ただでさえがんにかかり不調をきたしやすい患者には、なによりの助けになると思います。

がんにかかってしまったということは、体内にがんのできる土壌があるということだと私は考えます。がんができやすい、増えやすい環境になっているのです。そうした環境は手術を受けても、さらに抗がん剤などの補助療法をしても変わりません。標準治療はがんを退治するため実施されるのであって、治療を受けたらがんになりにくい体が手に入るということは、まず考えにくいのです。

がんが一生再発しないで済む、二度とがんにならない体にぜひなりたいと誰もが願うだろうと私は思います。漢方治療も標準治療のアジュバントと同じく、再発を１００％阻止できるという証明は今のところありません。しかし再発リスクが高い浸潤がん（局所にとどまらず周囲の組織に広がっている状態のがん）でも、漢方治療で長い間再発していない例を私は何度も自分のクリニックの患者で見ています。例えば膀胱《ぼうこう》がんは再発しやすいがんとして知られていますが、漢方治療を受けた複数の膀胱がん患者が、何年にもわたり再発をしていない症例もあります。

　再発予防を目的とする治療は、目に見えるがんを小さくしたりなくしたりすることを目的とする治療とは違い、なにをもって効いているかの判断がしにくい問題は確かに存在します。ずっと再発しないで済んでいても、再発しないのはこの治療によるものか、別の治療によるのか、あるいは治療以外の生活習慣の見直しなどの効果であるのかは分からないことが多いのです。標準治療のアジュバントにも同じことがいえます。

　しかし、漢方治療には一定以上の再発予防効果があると私は考えます。

　漢方治療は体の内側からがんと闘う力を引き出し、ほかの治療との相乗効果で全身に潜んでいる可能性がある目に見えないがん細胞をたたく力に優れた治療法だと思います。

なかにはごく早期のがんで、手術で完全に切除できアジュバントも不要ですと執刀医から言われる患者もいます。それだけ完治の可能性が高いのは喜ばしいことではあるのですが、それでも再発・転移の可能性がゼロとはいい切れません。そのため、患者のなかには本当になにもしなくてもいいのかと不安がる人もいます。そのような人には漢方治療がアジュバントの代わりとなり、再発を抑える効果が期待できます。中医学漢方で体質が良くなれば、自らの免疫力が高まってがん細胞の増殖を抑えることができるので、再発を阻止できるというわけです。

標準治療がなくなった患者にも、漢方なら治療法がある

進行がんで抗がん剤治療をやりつくしてほかにもはや手立てがないと宣告されてしまったとき、最もつらいのは、宣告によって患者本人の生きようとする力が失われてしまうことだと思います。治療法がないことを受け入れて諦めることは、生きることを諦めてしまうことと同じです。裏を返せば、決して諦めないことが患者の生きる力を引き出します。

進行がん、難治がんであっても、人間にもともと備わっている免疫力は必ず残っており、がんと闘うことができます。そしてどのような病状の人でも、免疫力を高めることは可能です。

がんの克服に向けて、まだ打つ手はあるということです。諦める必要はありません。漢方治療は正しい処方ならば体への負担なく受けられるので、それまでの抗がん剤治療で体力が落ちている患者にも合う漢方薬があります。末期の患者であっても受けられるのが漢方治療の良いところです。

体質に合った処方をすることで、体に負担をかけず、なるべく健康を損なわないようにして、日常生活が普通に送れるような健康状態を長く保つことを目指せます。高齢などの理由で抗がん剤治療が受けられない患者にも、中医学漢方でなら治療が可能です。私のクリニックの患者に85歳のすい臓がんの女性がいます。高齢でもあり食は細くなっていますが、本人は通院できるほど元気で診察室での受け答えもしっかりしています。がんの診断をした病院から高齢を理由にできる治療がないと宣告されてしまったとのことで、私のクリニックで漢方治療を受けています。半年近く続けたところ、本人は体調が良くなったことを実感してきており、私から見ても体の状態は治療開始時よりも良くなっていることが分かります。

本人にしてみれば、なんの治療もできずにただ死を待つだけの状況はつらいものがあったろうと思います。西洋医学は高齢の患者に対する薬の効き目や副作用はエビデンス（科学的証拠）がないという理由で、特に抗がん剤のような作用の強い薬は適応外としてしまう傾向があります。しかし、漢方治療ならば何歳でも受けることができ、良い健康状態を保って生きられる期間を延ばすこともかなえられるのです。

がんのあらゆる局面で中医学漢方が活躍

私たちの日々の生活で、仕事やスポーツなどでかなり疲労がたまった人もいったん活動を休んで食事で栄養補給したり、入浴して体を休めて睡眠をとったりすれば、翌日には同じようにハードな活動ができるものです。また睡眠時間を十分に確保することによって、精神状態もリフレッシュできます。人間の体にはもともと回復力が備わっているのです。漢方は人間の心身の回復力を整えるだけでなく、そうした力を底上げしてくれる効果も期待できるのです。

漢方治療は、誰もが内面にもつ心身の回復力を高めるとともに、体質を良くすることで病気と闘う力を高めます。その力は、本来自分自身に備わっているもので、ほかのあらゆる治療の土台になるといっても過言ではありません。

土台がしっかりとしていなければ、上にどんなに良いものを積み上げても崩れてしまいます。砂上の楼閣という言葉があるように、壁や屋根などが見た目にきれいで豪華なものであっても、土台が砂であれば簡単に崩れます。また、一見しっかりとした地盤の上に建っていても、地盤そのものに目に見えない粗悪な欠陥があれば傾いたり壊れたりするなどで、住むのに困るような状態になりかねません。

がん発症時には元気だった体でも、長時間にわたる切開手術を受け、さらに放射線治療や長期間にわたって継続的な薬物治療をしいられて、治療が進むにつれ患者は徐々に消耗していきます。加齢や闘病のストレスが重なればなおさら、病気と闘う力は奪われていきます。

しかし体力や体質は、患者からみれば体重計に乗って毎日計測するように数値化できるものではないため、なんとなく調子が悪いなあと思っているうち、いつの間にかガクッと弱ってしまっていた、ということも往々にしてあります。

昨日は具合が悪かったけれども今日はもちなおしたといったように、体力や体調は変動するものですから、少しずつ悪くなっていっても気づきにくい、ということも考えられます。

だからこそ今、がんにかかっている人にも、今はかかっていないけれどもがんが心配な人に対しても言いたいのは、できるだけ早い段階から漢方治療を取り入れるほうが患者はがんに対して常に優勢を保つことができる公算が大きいということです。漢方によって土台となる体質を改善して強化しながら、そこにさまざまな治療がのっかってきても崩れないようにしておけば、がん治療中でも長く元気な状態を保ち、完治も目指していけるのです。

世間では漢方治療に対して、薬の副作用対策だけでしか有効でないとか、ほかになにも手立てがなくなった最後にすがる対象に過ぎないとのイメージがまだまだ強いようですが、中医学漢方はがん治療のあらゆる段階で効果的に働くのはこれまでの私の治療経験からも明らかなのです。

がんと共存しながら、健康に過ごせる時間をできるだけ長くする

漢方治療は決して魔法ではありませんので、限界も存在します。中医学漢方でどんなに体質を良くしてがんと闘う力を高めても、がんがかなり進行してしまった末期の状態では打ち克つことは難しくなります。

しかし、がんを小さくしたりなくしたりすることができなくても、生命にすぐ影響を及ぼさない範囲で勢いをとどめることは進行がんであっても可能です。

がん患者の多くは自分の体の中にがんがあることを嫌がって、とにかくがん細胞がなくなってほしい、消えてほしいと願うものですが、体内にがんがあっても体調の面でこれといった症状が表れずに元気で過ごすことができれば、考えようによっては健康な人と変わらないといえます。

がんに限らず、中医学漢方が目指していることの一つに健康寿命の延伸があります。健康寿命とは一般的には介護を受けず自立した生活を送ることができる期間をいいますが、高齢であっても、病気にかかっていても、老いや病気とうまく付き合いながら元気でその人らしい生活ができるだけ長く送れるようにすることが健康寿命の延伸であると私は考えています。

がんの種類によっては治療の研究が進んでおり、適切な治療を受ければ比較的治りやすいとされるがんもあります。一部の前立腺がんなど、がんの特徴として進行が非常に遅く、軽度と判断された場合は経過観察するだけで積極的な治療をしないケースもありますが、大半のがんは早期で局所にとどまっている段階を超えると数年のうちに進行して命を脅かす存在になっていきます。

しかし、漢方治療は、できるだけ安定した状態を引き延ばすことが可能です。しかも弱って動けない状態でただ生きながらえるのではなく、健康な人と遜色のない、活動的な生活を送ることができる心身状態を維持することができるのです。がんであっても元気で長生きを目指す治療ですから、進行してしまったがんのある患者も治療対象になり得るのです。

中医学漢方は、対症療法も体質を診て行う

漢方には、体質を良くして根本的にがんを治していく力があります。一方で、今すぐなんとかしてほしいようなつらい症状には効果がないのかというと、そうではありません。

人は苦痛があるとそれだけで大きなストレスとなり、病気と闘う気力がそがれるものです。がん治療では、がんの縮小や消失を目指すことが大きな目標の一つであることは確かです。だからといって、発熱の苦しみや体の痛み、腹痛や下痢などの、今すぐに消し去りたいぐらいにつらい自覚症状が、中医学漢方で後回しにされることはありません。

中医学漢方には対症療法を意味する標治《ひょうち》と、病気の原因に対処する本治《ほんち》という考え方があり、どちらを目的とするかで漢方薬を使い分けていきます。抗がん剤の副作用による苦

痛や終末期に多く見られる体の痛みや息苦しさなどの諸症状も、どちらかといえば標治に分類されます。

ただし、標治だから体質を診ない、本治なら体質を診るということではありません。対症療法だろうと根本的な治療だろうと、患者の体質に基づいて処方を決め、体質を良くしていくことがベースとなるのに違いはないということです。これが西洋医学とは異なる点です。

発熱した場合を例に挙げると、西洋医学ではどんな体質の人であっても熱を下げるメカニズムをもつ薬、いわゆる解熱剤が使われます。しかし、中医学漢方では患者の体質によって、体を冷やして熱を下げる薬と、逆に体を温めることによって過剰な熱を早く外へ逃がす薬を使い分けるのです。日本で風邪のひき始めに熱が出ると、布団をたくさんかけて寝るなどして発汗を促すのと発想としては同じです。

日本の医療機関には、漢方は対症療法が得意であるとかいった偏った認識が広まっています。またその半面で、漢方は効果が出るまで時間がかかるものであり気長に続けるしかないという見方をする医師が多いことに私は矛盾を感じます。できる限り早く薬を効かせて患者の苦痛をとり除かなければ、そもそも対症療法になりません。

本来の中医学漢方では、対症療法も体質をよく診なければ正しくできません。そして体質を診てその人に合った処方をするからこそ、早く効かせることができるのです。それでこそ対症療法といえるのです。

標準治療にとって代わる治療法ではない

漢方治療は標準治療と併用することでより高い治療効果が得られます。また、標準治療をしつくした、あるいはかなりの高齢であるなど年齢を理由に治療が継続できないケースでも、漢方治療は次の一手として患者の選択肢になり得る治療法です。

しかし、漢方治療は標準治療にとって代わる治療法ではありません。標準治療で打つ手があるにもかかわらず、それらを受けずに漢方だけで治療効果を得ようとするのは現実的ではありません。

どちらか一方ではなく、併用することで相乗効果を狙うのが最善策なのです。本場中国でも併用のスタンスで、西洋医学と中医学の融合によるがん治療の研究が盛んで実績も積み上がっています。

治療に対する考え方は人それぞれで、標準治療が受けられるとしても、価値観などから、標準治療を受けずに漢方だけにするという患者も現実にはいます。個々のケースで、そうした患者の意思は尊重しますが、基本的には、標準治療のなかで選択肢があるうちは、併用という形で漢方治療を検討してもらいたいと考えています。

漢方治療にあたるクリニックのなかには、医師自らが西洋医学を敵視するような人もいます。西洋医学は体に害をもたらすから悪だ、漢方治療だけを受けていればよいといった信条のもち主です。個人の考えや価値観は尊重しなければならないとは思いますが、私はそうした人の姿勢には疑問を感じます。漢方治療も西洋医学の治療も、がん克服に有効であるものは前向きに検討し取り入れるべきだと考えるからです。

そもそも百害あって一利なしのような、デメリットだらけの治療法が仮にあったら、とうに姿を消しているはずです。すべての治療には、メリットとデメリットの両面があり、はかりにかけてメリットが上回ると判断されれば実行する価値があるのです。

ましてがん治療は、中医学漢方にしろ、西洋医学にしろ、英知を結集して患者の命を救うために突き進んでいかなければ、良い方向に向かっていかないと私は考えます。私のクリニックに来る患者に対しては、病院で受けている治療の話もよく聞いたうえで、相乗効果を狙える処方を検討します。

漢方薬にも、高麗人参・冬虫夏草・霊芝《れいし》など抗がん作用があるといわれる薬は存在します。しかし、個々の薬単一の使用では効果はさほど期待できません。体質に合わせて、ほかの薬と一緒に処方することにより効果が発揮されます。ですから、一般の患者が漢方薬の名前だけ聞いて、クリニックを受診せずに通信販売などでそれを取り寄せ、自分の判断だけで服用しても期待する効果はまず得られません。薬がどんなに良いものでも、専門性の高い医師が適切な配合や用量を判断し処方しなければ効果は期待できないのです。

［第3章］

標準治療との相乗効果で がんに打ち克つ オーダーメードの中医学がん治療

一般病院での処方とは一線を画す

日本での漢方は、穏やかでゆっくり作用するという偏ったイメージが定着しているため、がん患者に対しても抗がん剤などの標準治療の副作用が強いときに、できるだけ体に新たな負担をかけずに軽減するための処方が主流になっています。

その目的で主に使われるのは補剤と呼ばれる種類の漢方薬です。補剤とは文字どおり体に足りないものを補う目的で投与される薬で、十全大補湯や補中益気湯などがあります。中医学漢方独自の診断に基づき、体をつくっている血液や、元気のもとであるエネルギーが不足していたり、体の巡りが不十分だったり、などの体質であることが分かった場合に、補って十分に巡るようにしていきます。

がん患者は体内でがん細胞が増殖するために、本来体にいきわたるべき栄養をがん細胞にいわば横取りされています。そのために血液やエネルギーが不足しがちになるのです。横取りされた不足分を漢方薬で補うという考え方は一見、理にかなっているように見受けられます。
しかし、がん治療ではなかなか簡単にはいきません。確かに補剤は抗がん剤などの薬物療法の副作用を軽減する目的で使うなら、その有効性は実際の治療を通して認められており、私も用いることはよくあります。一方で、がんの縮小を狙うなどの、がんそのものへの治療に関しては、個々の患者の体質をよく見極めたうえで処方をしないと、補剤で体力がついたことでがん細胞をも元気にしてしまい、結果としてかえって効果が薄れる可能性があるとも識者の間では指摘されています。がん細胞はもともと、私たちの体内にある自身の細胞が変異してしまって現れたもので、異常になったとはいえ自身の細胞の性質も残っていると考えられます。私も、患者の体質によっては、補剤を投与することでがん細胞にも補剤の成分が運ばれてしまい、がん細胞がより活発化してしまう懸念があると考えます。

中医学に基づいた正しい漢方治療では、漢方薬はがんには補剤でしかないなどという固定観念にとらわれず、患者一人ひとりの体質を適切に見極めたうえで、積極的にがんの勢いを抑えて縮小を狙う処方をしていくことが必要です。

また、体質は一人ひとり違いますから、処方する漢方薬もその体質の違いに応じた、いわばオーダーメードの処方が大切になります。日本の漢方治療で用いられているのはほとんどがエキス製剤と呼ばれる、決まった種類の生薬が決まった量配合された薬ですが、中医学漢方では生薬の種類や配合を医師が決める煎じ薬が中心となります。煎じ薬は生薬を丸ごとあるいは砕いた状態で、エキス剤のように顆粒や錠剤への加工はされていません。これを家でやかんなどを用い、決まった分量の水で煮出して服用します。コーヒーメーカーのように自動で煎じる機器もあります。


私のクリニックでは病状によってはエキス製剤を処方することもありますが、がん治療にはそれだけでは十分な効果が期待しにくいため、より薬効成分が豊富な煎じ薬が不可欠となっています。煎じ薬にする生薬には、エキス製剤には含まれていない種類もあり、処方の幅が広がります。

処方の仕方は、中国の古い医学書に基本的なことは記されてはいますが、実際には、そうした書物を参考にしながら治療にあたる医師が個々の患者に合わせて、配合を細かく変えていくのが普通です。だから、オーダーメードなのです。いかに効果の高い生薬の配合ができるかが、医師の腕の見せどころということになります。

生薬の煎じ薬を中心とし、患者の体質に合わせた個別の処方こそが、中医学漢方の最大の強みであり、日本の多くの漢方治療にあたる医療機関とは大きく違う点といえます。

中医学漢方における「体質」の考え方

中医学漢方では人間は自然界のなかの一部と考えられています。体質は環境や気候などによって一人ひとり違いがあるということは、中医学漢方を詳しく知らなくても感覚的に理解できると思いますが、中国では、人間は自然界のなかの一部であるという哲学的な考え方が長い歴史のなかで根付いており、体質に個人差があることもそうした考え方に基づいて理解され、重んじられてきました。

食習慣も自然界と切っても切れない関係にあります。人間の体は食べたものでできています。土や水、空気や気温が違う場所では、とれる食物も異なりますので、住んでいる人の食習慣にも違いが生じます。食べるものが違えば栄養状態も、病気のなりやすさなどの健康状態も違ってきます。これが一人ひとりの体質の違いになるということです。

私たちが普段の会話でもなにげなく使っている体質という言葉についても、こうした背景から中医学漢方では、体質は病気や健康とも非常に深い関係があるとされ、古くから研究の対象になっています。体質にはどんな種類があるのか、どんな体質がどんな病気になりやすいのか、どんな治療をすれば体質が良くなり病気を治癒に導いていけるのかなど、これまでに多くのことが明らかになっています。

起こりやすい病気や不調、また、そうした症状に対する最適な治療は、体質によって違うというのが中医学漢方の考え方です。がんも例外ではなく、体質が良くなければかかりやすくなります。また、がんの種類によって、かかりやすい体質がある程度分かっているものもあります。

中医学漢方で体質が良い状態とは、体内の液体物質（血液やリンパ液など）が過不足な

図表3　臓《ぞう》腑《ふ》五《ご》行《ぎょう》マップ

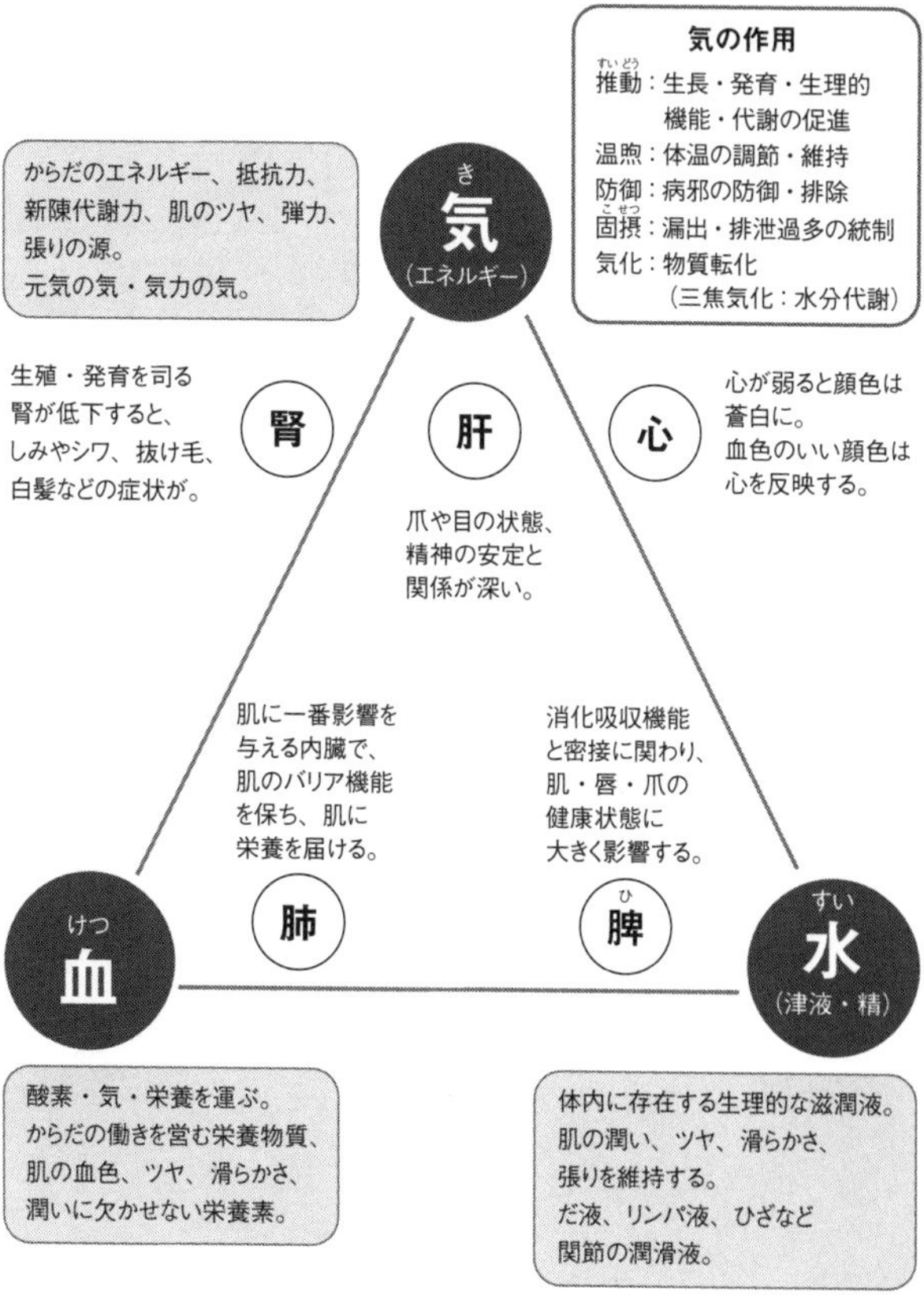

著者作成

図表4

<table>
<tr><th>体質が良い状態</th><th colspan="2">体質が悪い状態</th></tr>
<tr><td rowspan="2">【平和体質】
バランスが取れている状態</td><td>【虚性】
体の働きが低下している状態</td><td>【実性】
過剰になり不具合を起こす状態</td></tr>
<tr><td colspan="2">【複合】
虚性と実性が混合した状態</td></tr>
</table>

著者作成

く、また滞ることなくスムーズに巡っていることや、一般に気と呼ばれる精神的・神経的な変調がないことを指します。簡単にいえば、バランスがとれている状態です。中医学では平和体質と呼んでいます。

となると、体質が悪いというのはその逆で、体内のバランスが崩れている状態を指します。中医学では体質の悪い状態を、体の働きが低下している虚性と、逆に過剰になり不具合を起こす実性、さらに両者が混合した複合に分け、平和体質と併せて大きく4つに体質を分類しています。悪い状態はさらに細分化されており、診療の場では数十にも及ぶ分類を基に患者の体質を見極めていきます。

バランスの取れた体質では、体内の各臓器や組織が互いに協調し助け合って機能しています。しかし、バランスが崩れると、不調に陥った臓器がほかの臓器にも悪影響を及ぼすと

図表5　五臓の五行説

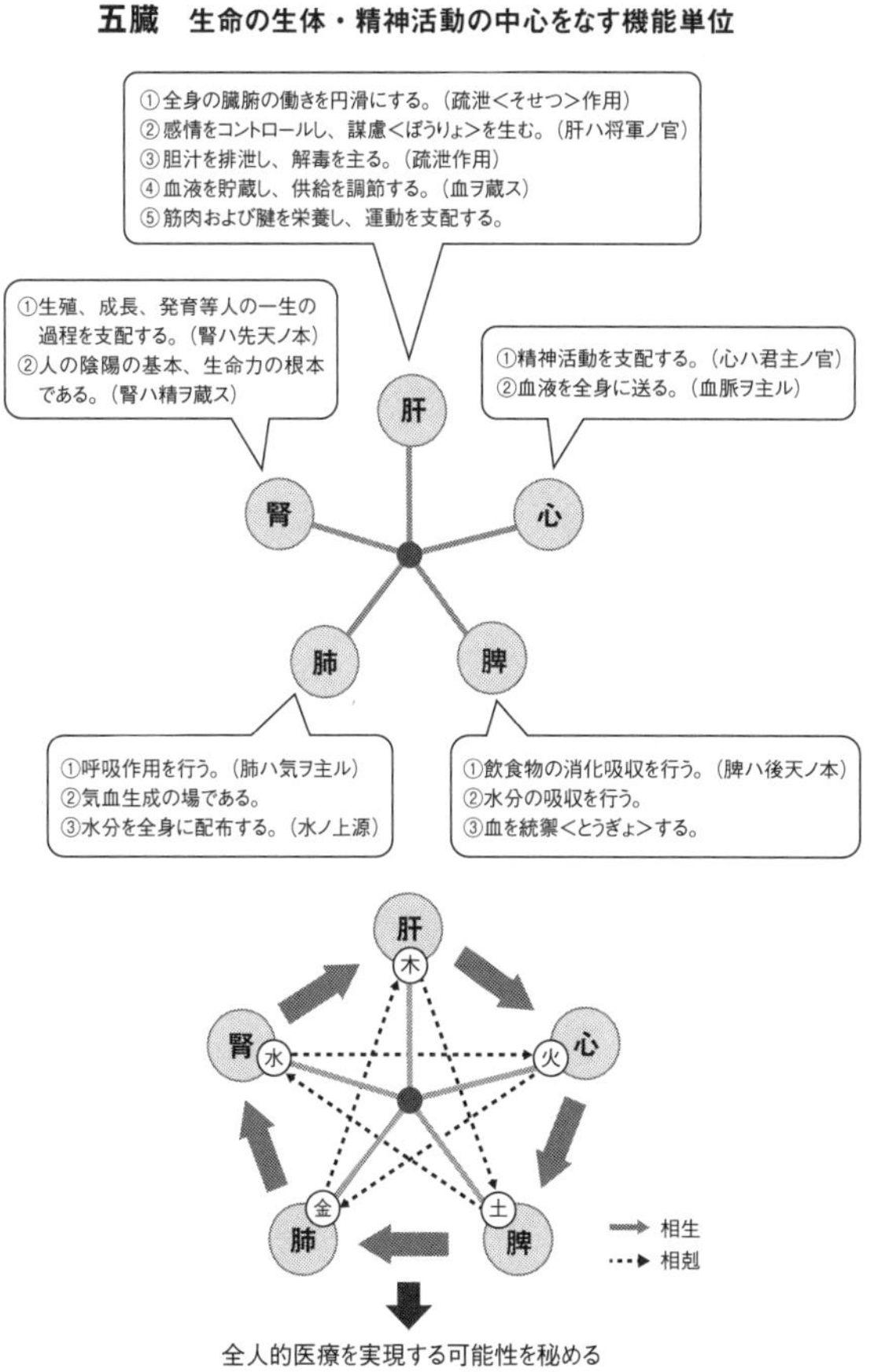

出典：高山宏世『弁証図解 漢方の基礎と臨床 第11版』(2018年 東洋学術出版社)

されています。

中医学では体の働きを肝・心・腎・肺・脾の五つの機能系に分け、それぞれ自然の営みに対応させて関連性を重視しています。図中の太い矢印は互いにほかのものを育て促進する相生《そうせい》、破線の矢印は互いにほかのものを抑制する相剋《そうこく》の関係にあることを示しています。

代表的な体質（証）

ここでは、健康な状態である平和体質および、がん患者に特によく見られる体質を列挙します。

【平和体質】

病気にかかるリスクが低い良好な体質。体内のすべての機能のバランスが取れており、季節の変わり目や社会環境の変化にも強い。

（主な特徴）

・体型は痩せ過ぎてもおらず太り過ぎでもない中肉

・顔色が良く、毛髪につやがある
・気力があり、明るい性格
・食欲は正常で、便通や排尿が順調
・寝つきが良く、ぐっすり眠れる
・女性の場合は月経周期が順調で月経痛も軽い

【気虚体質】

気のエネルギーが少なくなり、疲れやすい体質。

（主な特徴）

・顔色が白いか黄色っぽい
・気力がなく、息切れや倦怠感がある。声が小さい
・風邪をひきやすい
・食欲はあまりなく、軟便や下痢が多い
・汗をかきやすく、めまいがする

・女性の場合、月経が早くくることがある。月経痛もある

【陽虚《ようきょ》体質】

気虚体質に加え、冷えの症状が多く見られる体質。

（主な特徴）

・顔色が白く血色が悪い、目の周りが暗い
・抜け毛が多い
・手足、体（特に腹部や腰）が冷える
・気力がなく疲れやすい。息切れ、動悸がよくある
・下痢や頻尿がある
・女性の場合月経不順で、出血量が多く色が薄い

【血虚《けっきょ》体質】

血液の量が少なく、質も良くない体質。体の臓器や組織に運ばれる栄養が不足するため

機能低下をきたしやすい。

（主な特徴）

・顔色が青白いまたは黄色っぽい。唇や爪の色が薄い
・皮膚が乾燥する
・めまいや立ちくらみ、動悸、手足のしびれなどがある
・ぐっすり眠れず、よく夢をみる
・便秘しやすい
・女性の場合、月経が遅れる。月経痛もある

【陰虚《いんきょ》体質】

血液をはじめ体の水分が不足するために体の内側に熱がこもる体質。多くは乾燥や熱っぽさを訴える。

（主な特徴）

・頬が赤く、熱感がある

・暑がりでのぼせやすい。寝汗をかきやすい
・体型は痩せ型
・のどがよく渇く。唾液が少ない
・めまいや耳鳴りがよくある
・女性の場合、月経が早くきて出血量が少ない、色が赤い

【痰湿《たんしつ》体質】

臓器や器官の機能が低下し、水分代謝がうまくいかなくなって体にたまりやすくなる体質。冷えてむくんだり、消化吸収が悪く胃がつかえたりするなどの症状が出やすい。

（主な特徴）
・顔色が黄色っぽい。皮脂が多く多汗
・脂っこいものや甘いものを好む
・体が重く、倦怠感がある
・白っぽい痰がよく出る

・体型は肥満
・女性の場合、月経が遅くなったり止まったりする

【気鬱《きうつ》体質】

持続的なストレスがかかり、憂鬱などの嫌な気分が長期にわたり続き、気の巡りが悪くなってさまざまな不調を引き起こす体質。

（主な特徴）

・顔色が暗く、表情に乏しい
・神経質で敏感、ため息をよくつく
・のどのつかえ感やげっぷ、しゃっくりがよく出る
・胸の脇や腹部に張りがある
・便通が順調ではなく、便秘や下痢をよくする
・女性の場合、月経不順で月経前に乳房の痛みがある

【血《けつ》瘀《お》体質】

血液の巡りが悪く、臓器や組織に滞ったり詰まったりしてさまざまな不調を引き起こす体質。

（主な特徴）

・顔色が暗い、しみがある。あざができやすい
・皮膚が乾燥する、下肢に青い筋が現れる
・舌が暗い紫色で、暗い色の斑点が出ることも
・体の同じ場所がいつも痛む
・内向的な性格
・女性の場合、月経が遅くなり色が黒かったり固まりがあったりする

ただし、一人の人の体質がこれらのいずれかにぴったりあてはまることはまずなく、複数の体質を併せもっているのが普通です。これを体質の複合性といいます。例えば気虚の人はたいてい、血虚もあるものです。中医学漢方に精通した医師は、診察によってその人

がもっている複数にわたる体質の微妙なバランスを把握し、治療に役立てます。

がんになりやすい体質はあるのか

自分の体質ががんになりやすいものなのかどうかということには、誰もが興味をもつと思います。あくまで臨床経験上の話ですが、確かにがんによっては、なりやすい体質に一定の傾向があるといえます。一例ですが、乳がんや卵巣がんの患者には気鬱体質が、すい臓がんの患者には気虚体質や陽虚体質が多く見られます。

乳がんは近年、若い年代にも発症が目立ってきているといわれています。これは高脂肪高カロリーといった食事の欧米化に加え、長時間労働や職場・家庭での人間関係、また夜ふかしなどの生活リズムの乱れが体に影響し、精神的ストレスがたまるために、気の異常が出やすくなっていると推察されます。

中医学による体質の分類に照らし合わせるまでもなく、肥満の人は内臓脂肪の蓄積による代謝障害、いわゆるメタボリックシンドロームであることが多く、大腸がんのリスクになることは西洋医学でもいわれています。
ただ誤解してはいけないのは、気鬱体質があるからといって、いずれ必ずがんを発症するわけではないことと、これらの体質にいっさい当てはまらない人であっても絶対発症しないともいえないということです。また、人間の体質は変えていくことができます。後天的につくられた体質は改善に向けて取り組む努力によっていくらでも正すことができるのです。なにより体そのものをつくる食に起源があることからも、体質を変える最も強力な方法こそが漢方であると私は考えます。

がんは、遺伝などの先天的なものだけですべて決まるものではないからこそ、漢方で体質を良くして、がんにかかりにくい体質にすることもできるし、かかってしまっても症状を改善して予後を良くしていったり、再発しなくて済む体質に少しずつ変えていったりすることもできるのです。

中医学漢方における体質の見極め方

中医学漢方の考え方では体に病気があることによって、その病気が起こしている体内の変化が、体表に表れるとしています。例えば、熱っぽくなると顔が赤らんだり、下痢気味のときにお腹を触ると冷たかったりすることがありますが、基本的には同じ考えです。こうしたサインを医学的に体系だてて、診断に活かしていこうと確立されたのが、脈診や腹診といった漢方独特の診察法です。

昔は今のような画像検査や血液検査はありませんでしたので、医師が自身の目や耳、手を頼りに患者の体からの訴えを読みとり、病気の原因を探っていたのです。

【主な診察方法】

・顔を見る（望診《ぼうしん》）

医師が患者を目で見て情報を集める診察法です。患者の顔色、表情、姿勢や動作のほか、目の輝きや皮膚のつやがあるかどうかや、しみや吹き出物の様子など細部にわたり注意深く観察します。

中医学漢方では、内部の異常は外形に現れるとの考え方があります。臓器に疾患があると、皮膚にはシワやしみ、ニキビができやすくなるだけでなく、しびれや凝りも引き起こすとしています。

例えば、しみがあると血の巡りが悪いことが分かったり、頬の高いところにニキビがあると、五臓のうち肝に問題があることが分かったりします。また、ニキビが赤いか、黒っぽいか、病的な嚢胞《のうほう》のようになっているかによって体内の状態は違ってきます。

・声を聞く（聞診）

患者の声や呼吸の状態などを耳で聞き取って情報を集める診察法です。発語が明瞭か、応答がスムーズかなど言語・音声から情報を得たり、咳や呼吸音、腸の蠕動音《ぜんどうおん》などを聴診したりすることで状態を把握します。

単に声を聞くだけではなく、患者から普段の様子やこれまでの治療経緯などの話を聞くことも含まれます。

・脈を取る（脈診）

脈を取る、脈を測るというと、一般的には手首に指をあて脈拍を数えたり、規則的に脈うっているかを確認したりすることを意味します。いずれにしても脈には心臓の拍動の状態が現れているという考え方が浸透しています。

しかし、中医学漢方において、脈が表しているものはもっと広範囲です。例えば緊張すると脈が速くなるのは誰でも分かりますが、漢方医は脈の速さだけでなく、脈うつときの勢いやかたさなど、数やスピード以外の状態も脈診によって把握しているのです。

脈は心臓や血液の流れだけに関連するのではなくて、全身のすみずみまで張り巡らされている末梢神経の状態も反映していると中医学では考えられているからです。

これを反射といい、悪いところが本人の意思とは関係なく体を刺激して、脈を変化させることを指します。脈は、神経の反射でもあるのです。

全身のどの部位や臓器であっても、そこに通っている神経系の不調が脈に現れるので、脈診によって体質および不調のある部位や、臓器もある程度絞り込めるというわけです。

・腹部を触る（腹診）

腹部を触診し、張りや痛み、冷えなどの状態を確認します。手を当てて楽になるのか、逆に痛みや不快感が増すのかによっても導き出される体質は変わってきます。

一般の人でも、自分のお腹を触ってみて、冷えているか、ぶよぶよしているか、また痛みがあればその場所くらいは分かるはずです。例えばへその横を押してみて痛みを感じたら、血の流れが停滞して痛みを感じる血瘀が考えられますので、温めるなどで血の巡りを改善するよう心掛けるといったことはできると思います。

へその横に限らず、慢性的に痛みのある場所がお腹にあるのなら、その場所の血流が悪いといえます。中医学漢方の診療ではもっと細部にわたる観察を行い、脈診と同様に全身の状態を把握するのに用います。

・舌を見る（舌診）

舌診は望診の一部で、舌の状態から体質や病状など心身の状態を把握する診察法です。

中医学では、舌は体の様子を映す鏡だと考えられています。体質や体の状態によって舌の色や大きさ、形などが変化するためです。

平和体質の舌はピンク色で輪郭もきれいですが、白っぽくてぶよぶよしていると冷えて水分の代謝が悪い陽虚や痰湿タイプが疑われ、黒っぽいと血流が滞り頭痛や肩こりなどが起こりやすい血瘀タイプの可能性があります。

中医学漢方に詳しくなくても舌苔《ぜったい》という言葉を聞いたことがある人は多いはずです。舌の表面をその名のとおり、苔のように覆うもので、色は白や黄色、黒などがあり、質感もざらついているもの、べたべたしているものとさまざまです。体に余分な水分がたまったり、消化機能が低下していたりすると出やすくなります。

舌の表面がどうか、大きさや厚みはどうかなどは自分でも鏡に映してみることはできますので、ある程度は健康状態を自己チェックできます。ただし病気や体質の診断となると熟練した医師でなければ正しく判定できません。

【舌の自己チェック】

・表面が白っぽく、分厚い――水分や気の巡りが悪い状態。むくみや疲労感が出やすい

・表面が白っぽく、ふちに歯型がついたようなギザギザがある――水分や血の巡りが悪い状態。冷えやすく貧血を起こしやすい

・表面が黄色っぽい――水分が過剰で熱もこもりやすい状態。脂質の多い食事でなりやすいとされ、生活習慣病に注意が必要となる

・舌全体が赤く、舌苔は少ない――水分が不足している状態。ほてりや不眠、イライラなどが起こりやすい

・舌に色むらがある――血の巡りが悪い状態。頭痛や肩こり、肌のくすみなどが起こりやすい

診断は、望診～舌診の結果を総合的にとらえ、中医学漢方特有の理論に基づいて進めていくので弁証論治《ろんち》といいます。弁証とは証、つまり体質を見極めたうえで病気の原因を突き止めること、論治は治療を論ずる、つまり、証に基づき治療方針を決めることを意味しています。

現代は画像検査や血液検査をはじめ、さまざまな検査法が発達していますので、漢方医も診断や治療方針を決定する際、そうしたことも考慮のうえで診断や治療方針を決めていきます。

患者の話をよく聞くことが大事

どの診察方法もそれぞれ重要です。特に私は聞診をしっかりして、患者の話をよく聞くことを重視しています。診察時の様子だけでは判断がつかないことも多々あるからです。舌や脈、お腹の状態は日によって変わりますし、ある日はお腹の左側が痛いけれども別の日は右側が痛いということはあります。また、家では医療機関で受診時に出ている以外の症状もいろいろ出ているということもよくあるものです。その日そのときに診察したことだけでは、正しく分からないのです。

ですから、患者の言うすべてのことによく耳を傾け、普段の様子を聞くということは大事なのです。熟練した医師なら聞診も交えて総合的に判断しコーディネートして処方を決めていきます。

日本人の体質を考慮した治療が大事

私が普段から患者に体質の話をよくするためか、時々患者から、中国発祥の中医学漢方が日本人の体質に合うのかという質問を受けることがあります。

確かに中国と日本では、気候も食事をはじめとする生活習慣も異なります。そうしたことによる体質の違いは私も診療を通して実感しています。以前、関西のとある総合病院の東洋医学科に私が勤務していた頃、中国人と同じように漢方を処方したところ、胃もたれを訴える患者が複数人出ました。そこで日本の気候や食習慣が日本人の体質にもたらす影響などを勉強し、理解を深めて改めて処方したところ、良い治療効果をあげることができた経験があります。

体質は一人ひとり違いますので、日本人の体質とひとくくりに語ることはできないのもまた事実ですが、消化や吸収力が中国人と日本人では違ったり、治療効果の出方も微妙に違ったりなど、細かい差はありますので、それも十分加味し、処方の加減をしていくことが良い治療効果をもたらすと私は考えます。

中医学漢方による診察の実際

西洋医学と同様、中医学漢方による診療も、初診の患者には必ず問診票を書いてもらいます。どんな症状がいつからあって、今どんな状態なのか、また普段の食習慣や運動の習慣、睡眠、生活リズムは規則的かなどの生活習慣全般について確認します。中医学では普段の生活が体質をつくるという考え方ですので、問診票に書かれた内容を重視します。気になることは診察時間中に患者に質問し、さらに詳しい状況を把握します。これは聞診にあたります。

仕事をしている人なら職場の環境や人間関係にストレスはないかなども聞くことがよくありますし、女性の場合は月経の様子を確認することもあります。

同時に、診察室に入ってきたときの患者の顔色や表情、姿勢などの外見にも注意を払いますが、これは望診にあたります。例えば、顔に吹き出物ができていれば、その場所によって不調に陥っている臓器が推定できますし、その吹き出物が赤いか、黒いか、水膨れのようになっているかによって、どんな不調かも分かります。吹き出物だけでなく、しみも不調のサインになります。しみは血流が悪いことを表しており、多くの場合体が冷えています。体型は痩せているか肥満傾向かによってある程度体質が分かります。

　このように、外見だけでもその人の体質や抱えている不調について、１００％ではないにしろかなりの情報量が得られるのは、西洋医学にはない中医学漢方の特色といえます。

　脈診では、手首に人差し指、中指、薬指をそろえておき、それぞれの指にふれる脈の強さや速さ、張りなどを感じ取ります。それを左右とも診ていきますので、３×２＝６カ所の脈の様子から体の状態を把握するのが中医学漢方の脈診です。指先でわずかな違いを感じ取る必要があるため、医師には相当な熟達度や経験が求められます。

　脈診で体質を見極めたり体の悪いところを突き止めたりする際、五行の理論を用いることがあります。脈診では左右で脈の出方に差があるケースがほとんどです。例えばストレスで胃が痛い、重い、下痢などの症状が出た場合、右の脈診では関脈（脾）の力が常に弱いのに対し、左の関脈（肝）は弦脈《げんみゃく》が滑脈《かつみゃく》を呈する場合が多いというように、より詳しい病状が分かってくるのです。

もちろん脈診ですべてのことは分かりませんので、腹診やその他の情報も総合して判断することにはなりますが、脈診が的確に行えると、各臓器の機能のバランスもつかむことができ、全身の状態が手首に触れるだけでかなり網羅的に把握できるようになるのです。

腹診は脈診の補助として、脈診での見立てを確認するために実施します。基本的に腹診だけで体質や病状などを判断することはありません。というのも、お腹の状態は日による変化が大きいからです。たまたま便秘や下痢をしたり、寒い場所にいて冷えてしまったりといったその時々の影響を受けやすく、普段の様子を把握するのはあまりこの診察方法ではできません。今日はここが痛くても、明日は別のところが痛くなるといった流動性も大きいのです。

私のクリニックの患者で特に若い人は、仕事でのストレスを抱えているケースが多いのですが、腹診してもストレスに関係する肝の部分に硬くなるなどの異常が見られないことがよくあります。そうなると腹診よりも、問診票をもとに聞診するほうが早くて的確といえます。ストレスは一例ですが、このように腹診は、ほかの診察結果を基本とし、念のためお腹の状態をみて総合的に判断するのに用いられます。

舌診では、患者本人に自身の舌の様子を確認してもらうほうが、医師の説明への納得度が高いため、その場で写真を撮り、画像を見せるようにしています。さらに、医学書に掲載されている典型的な舌の写真と照らし合わせるなどして、ここに載っている写真とこの部分や色が似ていますね、などと患者に示し解説すると理解が進むように思います。

ただし舌診も腹診と同じく、これだけでは体質や病気の本質をつかめないことは多々あります。舌は漢方診療にあまり熟達していない医師でも診やすく分かりやすいということで、舌診がよくされているようですが、脈診や腹診などほかの診察方法に疎いために誤った見立てになりやすいことを私は懸念しています。

例えば、更年期で乳がんにかかった女性の場合で、舌を診ると白っぽくぶよぶよしていることから、余分な水分がたまって冷えていると判断されて、体を温める漢方を処方される例がありますが、実は更年期の乳がんは陰虚体質、つまり内側に熱のこもっている体質の人が多いのです。そのため治療も、余分な熱と水分の両方をとっていくアプローチが必要で、単に温めるだけでは余計に熱がこもってしまい逆効果になってしまいます。私が診察するときは、舌だけでなく脈や腹部も診て総合的に判断するのですが、医師によっては舌しか診ないことで誤った判断になる恐れがあるのです。

体の上半身と下半身で状態が違うなど、バランスが崩れているケースも多々あり、舌だけでは正しい判断が困難です。これは脈や腹部も同様で、なにか一つの診断方法だけで決めつけることはできません。総合的に判断する高い能力も、中医学漢方の医師には必要とされるのです。

中医学漢方治療の戦略的併用

私が実際に取り組んでいる、がんに対する中医学漢方の治療の概要と経過の実例を挙げます。

【症例1】
卵巣がんの手術後、漢方治療により5年以上無再発へ持ち込めたケース

51歳の女性Aさんは6年前に卵巣がんと診断され、卵巣と子宮の全摘出術を受けました。卵巣は体の奥である骨盤内に位置する臓器で、病変が分かりにくく、発見されたときには進行がんであることがたいへん多いです。Aさんは、手術で目に見える病巣をすべて取り去ることができたものの、再発・転移が心配とのことで、私のクリニックを受診しました。

それまでの生活習慣について尋ねると、油脂の豊富な洋食中心の食生活であったのに加え、運動もほとんどしていなかったそうです。私はそこで食事や運動についてアドバイスをするとともに、体質を診て中医学の弁証・弁病（体質や病因を含めた病気の総合分析）により、当帰《とうき》、芍薬《しゃくやく》、桂皮《けいひ》、呉茱萸《ごしゅゆ》、細辛《さいしん》、乾姜《かんきょう》、威霊仙《いれいせん》、枸杞子《くこし》、半夏《はんげ》、桃仁《とうにん》、半枝《はんし》蓮《れん》、白英《はくえい》などの生薬を配合した煎じ薬を処方しました。

すると1カ月後、体重が減ってきたとともに体調も良くなり、それまであった頭や身体

図表6

当帰《とうき》	セリ科トウキまたはホッカイトウキの根を乾燥させたもの
	効能…補血、活血、止痛など
芍薬《しゃくやく》	ボタン科のシャクヤクの根を乾燥させたもの
	効能…補血、止痛など
桂皮《けいひ》	クスノキ科のケイの樹皮を乾燥させたもの
	効能…補陽、発汗、解肌、止痛など
呉茱萸《ごしゅゆ》	ミカン科のゴシュユなどの果実を乾燥させたもの
	効能…温裏、止痛など
細辛《さいしん》	ウマノスズクサ科のケイリンサイシンなどの根や根茎を乾燥させたもの
	効能…止咳、止痛、温裏など
乾姜《かんきょう》	ショウガ科のショウガの根茎を湯通しや蒸して乾燥させたもの
	効能…健胃、温熱など
威霊仙《いれいせん》	キンポウゲ科のサキシマボタンヅルなどの根や根茎を乾燥させたもの
	効能…去風湿、通経止痛など
枸杞子《くこし》	ナス科のクコまたはナガバクコの果実を乾燥させたもの
	効能…補肝腎、明目など
半夏《はんげ》	サトイモ科のカラスビシャクの塊茎を乾燥させたもの
	効能…止嘔、去痰、鎮静など
桃仁《とうにん》	バラ科のモモまたはノモモの種子を乾燥させたもの
	効能…活血、排膿、潤腸など
半枝蓮《はんしれん》	シソ科の半枝蓮の全草を乾燥させたもの
	効能…清熱解毒、利小便など
白英《はくえい》	ナス科ナス属の全草を乾燥させたもの
	効能…解毒、解熱、利尿など

著者作成

がだるくてなんとなく重い感じだった状態が軽減してきたそうです。私はそこで体質の変化に応じ煎じ薬の内容を調整しました。病院では3～6カ月程度に1度、定期検査をしながら再発の有無を確認したところ、Aさんは1年、2年と再発が見られませんでしたので徐々に煎じ薬の量も減らしていきました。

多くのがんでは、5年間に再発しないことが治癒の目安とされているなかで、Aさんは私のクリニックで治療を受け始めてから6年経ってもがんの再発はありません。体調も良好な状態をキープしており、元気で過ごしています。

卵巣がんは肺がんや胃がんなどの、罹患数の多いがんに比べ薬物療法の選択肢が少なく、再発・転移すると治療に困難をきたすケースも少なくありません。したがって、手術で病巣を切除したあとは、いかに再発をさせないかが予後を大きく左右することになります。中医学漢方は、がんの種類によって使える生薬に制限はなく、患者の体質に合わせた処方のバリエーションが豊富です。

Aさんの場合は食事や運動などの生活習慣を見直したことも、がんの再発予防に良い影響を与えていると私は考えます。医食同源に重きを置く中医学漢方ならではの、きめ細やかな生活指導が奏功した好例といえます。

【症例2】
抗がん剤と漢方薬の併用で血清アルブミン値を維持し、進行が抑えられているケース

64歳の女性Bさんは、直腸がんが肺に転移し、抗がん剤治療を受けていました。しかし徐々に血清アルブミン値が低下し、基準値（3・9～5・0g／dl。施設により変動有）の5割～7割にあたる2・5g／dl近辺を推移するようになりました。それとともに全身のむくみがひどくなってしまったため、抗がん剤治療を中断せざるを得なくなりました。Bさんは漢方治療を希望し、私のクリニックを来訪しました。

体質を診て、中医学の弁証・弁病に基づき、人参《にんじん》、白朮《びゃくじゅつ》、茯苓《ぶくりょう》、麻黄《まおう》、黄耆《おうぎ》、附子《ぶし》、乾姜、当帰、大棗《たいそう》、白花蛇舌草《びゃっかじゃぜつそう》などの生薬を配合した煎じ薬を処方したところ、むくみが改善し、体力もついてきたため抗がん剤の投与が再開されました。その後も抗がん剤治療と

図表7

人参《にんじん》	ウコギ科のオタネニンジンの根を乾燥させたもの
	効能…補気、健脾、強壮など
白朮《びゃくじゅつ》	オケラやオオバナオケラの根茎を乾燥させたもの
	効能…健胃、整腸、利尿など
茯苓《ぶくりょう》	サルノコシカケ科のマツホドの菌核を乾燥させたもの
	効能…利水、健脾など
麻黄《まおう》	マオウ科のマオウなどの地上茎を乾燥させたもの
	効能…発汗、鎮咳、利水など
黄耆《おうぎ》	マメ科のナイモウオウギまたはキバナオウギの根を乾燥させたもの
	効能…強壮、止汗、利水、排膿など
附子《ぶし》	キンポウゲ科 のハナトリカブトなどの塊根を減毒処理して乾燥させたもの
	効能…補陽、温裏、止痛など
大棗《たいそう》	クロウメモドキ科のナツメの果実を乾燥させたもの
	効能…健脾、鎮静など
白花蛇舌草《びゃっかじゃぜつそう》	アカネ科フタバムグラの全草を乾燥させたもの
	効能…清熱、解毒、消癰など

著者作成

漢方治療を併用し、血清アルブミン値も正常範囲に近づき、下がることなく維持できています。

現在、Bさんは漢方治療を開始して8年経ち、がんの増大は認められず、全身状態も良好で仕事もこなしており、元気に生活しています。

アルブミンの重要性については がんの予後因子としても重要視されています。抗がん剤治療で低下しやすくなり、Bさんのように治療の継続が困難になるケースが多々あります。中医学漢方では低下した血清アルブミン値を生薬で早期に回復させることができますので、抗がん剤治療と併用することにより、抗がん剤治療のみの場合よりも予後の改善が期待できるということが、この症例でも証明されたといえます。

【症例3】
乳がんの肺転移巣が漢方治療により消失したケース

68歳の女性Cさんは数年前、検診がきっかけで右の乳房に早期の乳がんが判明し、手術をしました。その後再発予防の目的でホルモン療法を受けていたところ、5年2カ月経って左肺に転移が見つかりました。そこで抗がん剤治療を受けましたが副作用が強く、2クール目（投薬期間と休養期間を含めた1～2週間の治療の2回目）で治療を中断せざるを得なくなり、漢方治療を受けたいとのことで私のクリニックを受診しました。

中医学漢方による診察では、顔色が悪くしみが目立ち、舌の色は暗く表面を白苔《はくたい》が覆うなどの所見が見られ、自覚症状に睡眠が浅く、寒がりで疲れやすい、不安感が強いなどがあり、体質は気血両虚《きけつりょうきょ》（気も血も不足している）、脾腎両虚《ひじんりょうきょ》（脾と腎が弱い）、痰湿血瘀《たんしつけつお》（水分をため込み、血の巡りが悪い）の複合型であると診断しました。

そこで健脾利湿《けんぴりしつ》（胃の機能を高め余分な水分を排出する）、補腎（腎の機能を高める）、補気補血（気と血を補う）として六君子湯《りっくんしとう》と苓甘姜味辛夏仁湯《りょうかんきょうみしんげにんとう》の合方（合剤）を、Ｃさんの体質に合わせて、含まれる生薬の量を加減した煎じ薬を１日３回、また、抗がん作用をもつヤモリ、ムカデ、田三七（ウコギ科の植物）の煎じ薬も１日２回処方しました。

すると４カ月後、睡眠や食欲の改善が見られ、だるさもとれてきたとのことでした。肝機能も正常範囲となりました。このときの診察では舌の白苔が薄くなり、脈の状態も以前より強くなってきたので生薬の調整をして様子を見ることにしました。

病巣に明らかな変化が表れたのは半年後です。病院でＸ線とＣＴによる検査を実施したところ、肺への転移巣が見えなくなっていたのです。また、乳がんの活性の指標となるＣＡ15-３と呼ばれる腫瘍マーカーの値も低下していました。

翌月には舌の状態も最初に診たときに比べ舌苔がほとんどなくなるなど、大きく改善しました。転移巣はなくなったままで体調も良くなり、病院での定期検査でも問題なしとのことで、私のクリニックでも煎じ薬を減らしながら経過観察をしています。

【症例4】
末期すい臓がんと肝転移の活性が漢方治療で抑えられたケース

54歳の男性Dさんは数年前、背中の痛みが続き病院を受診したところ、すい臓がんが見つかりました。すでに肝臓にも転移していたため手術は受けられず、抗がん剤治療を受けることになりましたが、副作用のために血小板が減少し、血液の状態が悪くなり、肝機能も低下したため、病院からこれ以上抗がん剤は続けられないと宣告されてしまいました。事実上、西洋医学では打つ手がなくなってしまったのです。苦悩したDさんは漢方による治療を希望し受診に来ました。

初めて診察した際、Dさんはたいへんやつれていて顔色も青白く、動作もゆっくりでした。脈も沈んでおり、全身の力がないことを表していました。すい臓と肝臓にがんがあることから、腹診でも部分的な圧痛があり、軟便やふらつき、寝つきが悪いなどの自覚症状を訴えていました。これらを総合し、体質は肝胆湿熱《かんたんしつねつ》（肝胆が熱をもち炎症を起こしている状態）、脾《ひ》腎陽虚《じんようきょ》（脾と腎の虚弱）、痰湿血瘀と診断しました。

私は疏《そ》肝解鬱《かんかいうつ》（肝の気の巡りを良くする）や補腎などに働く小柴胡湯《しょうさいことう》をベースに、Ｄさんの体質に合わせて生薬を加減した煎じ薬を1日3回、さらに抗がん作用のあるヤモリと田三七の煎じ薬を1日2回処方したところ、翌月には、血液検査にて貧血や胆肝機能の改善が見られたのです。腹部の圧痛や、もともとあった背部痛も軽くなり、楽になったとのことでした。

脈や舌の状態も、わずかに改善した一方、血液検査でアルブミンの低下が見られたため、生薬の量を調整しムカデを加えるなどしたところ、3カ月で胆肝機能、アルブミンとも正常範囲にまで高めることができました。

さらにその4カ月後、病院でＰＥＴ‐ＣＴによる画像検査を行ったところ、画像上で明らかにがんの活動低下が見られたのです。現在も病状を診ながら生薬の調整をしていますが、Ｄさんは西洋医学で手立てがないと言われてから1年以上、漢方治療で体調も良く過ごせていることにたいへん満足しているようです。

症例３と４から分かるのは、西洋医学的な治療がなかなか効かず、治療の継続に困難をきたす患者や、標準治療の手立てがなくなった終末期の患者に対しても、中医学漢方の煎じ薬は有用な治療薬たり得る、ということです。

がんが転移した場合、可能であれば手術による転移巣の切除が検討され、加えて化学療法や放射線療法も積極的に用いられますが、抗がん剤への耐性ができてしまったり、副作用が強いなどで全身状態が悪化してしまったりすると、治療の継続は困難になります。私のクリニックにも、こうした理由で標準治療が続けられなくなった患者がしばしば訪れます。このようなケースに対し、中医学漢方の考え方に基づき、体質に合わせ生薬の加減を行い調合した煎じ薬が奏功することが私のクリニックでは多数確認されています。日本で漢方の有効性がもっと多くの医療機関で認められ、広まっていけば、漢方薬によるがん治療の役割を広げることができると考えます。

【症例5】

抗がん剤の効きが悪く、別の病気の可能性も疑われたがんに漢方治療が奏功したケース

80歳の女性Eさんは数年前、下痢が続くため病院で検査を受け、すい臓がんとの診断を受けました。早期の大腸がんも見つかり、肺にも病変がありました。抗がん剤治療によりすい臓のがんは少し小さくなったものの、下痢の症状が悪化したのに加え肝機能にも異常が生じたため、治療を中止せざるを得なくなり、病院からはホスピスを勧められたのです。

しかしEさんは納得がいかず、ほかに治療法はないかと調べたところ、私のクリニックで漢方によるがん治療に取り組んでいることを知り、受診しました。

診察すると全身にむくみがあり、胸水や腹水も認められました。また重度の肝機能障害も血液検査などから分かりました。体質は肝胆湿熱、気滞湿阻《きたいしつそ》（気の流れが悪く水がたまりやすい）と診断し、前胡《ぜんこ》、杏仁《きょうにん》、半夏、人参、黄耆、茵蔯《いんちん》、柴胡《さいこ》、桂皮、虎杖《いたどり》、枳殻《きこく》、茯苓、霊芝《れいし》、半枝蓮、白花蛇舌草、ヤモリなどの生薬を配合した煎じ薬を処方したとこ

図表8

前《ぜん》胡《こ》	セリ科のノダケまたは 白花前胡の根を乾燥させたもの
	効能…止咳、去痰など
杏仁《きょうにん》	バラ科のアンズなどの種子を乾燥させたもの
	効能…止咳、平喘、去痰、通便など
茵蔯《いんちん》	キク科のカワラヨモギの蕾または頭花を乾燥させたもの
	効能…消炎、利尿、解熱、利胆など
柴《さい》胡《こ》	セリ科のミシマサイコなどの根を乾燥させたもの
	効能…解熱、鎮静、解毒など
虎杖《いたどり》	タデ科のイタドリを水洗いし、天日乾燥させたもの
	効能…通経、利尿、緩下剤など
枳《き》殻《こく》	ミカン科のダイダイなどの果実を乾燥させたもの
	効能…理気、健胃、通便、化痰など
ヤモリ	―
	効能…補腎、補肺、強壮など

著者作成

ろ、数カ月後の画像検査で、すい臓の病変がなくなっていることが分かったのです。さらにその5カ月後には、肺の病変も画像検査の結果、消えていました。大腸がんは変化なしだったものの、肝機能やむくみの症状も改善し、Eさん自身も活力が出てきたと喜んでいます。

この症例で当初、私のクリニックで実施した血液検査では、白血球がつくりだすＩｇＧ４と呼ばれる抗体（異物が体内に入ったときに排除するように働くタンパク質）が異常値を示しており、漢方治療でその値が下がるとともに、すい臓の病変部が画像上、消失したことから、Ｅさんの腫瘍はがんではなく、ＩｇＧ４関連疾患(IgG4 related disease: IgG4RD) の1つ、ＩｇＧ４関連硬化性胆管炎の疑いもあります。

ＩｇＧ４関連疾患とは主にすい臓や腎臓、血管や後腹膜などの、全身のさまざまな臓器が腫れたり、硬化したりする原因不明の疾患で、多くの患者でＩｇＧ４が高値になることから、なんらかの免疫異常が関わっていると考えられています。

この疾患自体はがんではなく、治療もステロイド剤などの免疫抑制が柱となります。ただしがんと併発しているケースもあり、鑑別は容易ではありません。Ｅさんはがんの診断に基づき抗がん剤の治療を受けましたが、経過はあまり良くありませんでした。しかし漢方は体質にアプローチする治療なので、病気がなんであれ体質を良くすることによって快方に向かわせることができたのではないかと推察されます。

［第4章］

巷の漢方クリニックは千差万別
信頼できる漢方医7つの特徴

漢方治療は〝職人わざ〟

テレビドラマや漫画で、神業のような手術をしたり、誰も分からない病気を突き止めたりする医師の物語が描かれることがあります。どれも主役はマニュアルにとらわれない型破りな発想をもち、唯一無二の高い治療技術をもっています。漢方治療で名医と呼ばれる先生も、実は似たようなところがあります。

そもそも西洋医学が科学的な実証に基づいた理論となり、体系化されて発展してきたのに対して、漢方治療は経験主義に基づき、患者への実際の治療を通して積み上げられてきた経緯があります。2000年以上前、中国で漢方治療が行われるようになった当初は、今のような科学的な知見や手法などはもちろん存在していませんでした。当時の医師は試行錯誤しながら「この草の根はこの病気に効く」とか「この症状にはこれを煎じて飲ませると良い」など、経験に基づく知見を積み上げていったのです。

どちらかというと漢方治療は、医術と呼ぶのにふさわしいのかと思います。同じやり方をしても医師個人の腕前によって効き目に大きな差が出るのが漢方治療の特徴なのです。漢方薬の処方も、患者の微妙な体質の変化を見逃さず、さじ加減をするような、職人わざがものをいうわけです。

腕の良い医師であれば自己の経験に基づき、ごくありふれた漢方薬で難治性の病気を治療したり、ほかの医師がまず考えつかないような巧みな組み合わせで最大限の治療効果を引き出したりします。私が中日友好病院で師事した先生もそうでした。ただし、教わったからといってすぐ同じようにできるというわけではありません。患者は一人ひとり体質も病状も違いますから、いい先生について基本的なスキルを身につけたうえに応用力を磨いても、それを実際の治療で遺憾なく発揮できるようになるには自分で症例を重ねていかなければならないのです。

一人ひとりに応じた処方をするには、的確に診る力が不可欠です。医師というと治療法や薬の知識をたくさんもっている人や治療技術が高い人ほど良い医師だと思われがちですが、私はそうではないと断言します。どんなに知識があろうが手先が器用だろうが、患者のことが分からなければその患者に合った治療はできません。これは中医学漢方だけでなく、すべての医学にいえます。

古い医学書の理論や先人からの教えに基づきながらも、臨床、つまり患者に実際に漢方薬を処方していくなかで、どんな症状にどの処方がどの程度効くのかを検証しながら、より効果的な治療法を編み出していくことが中医学漢方にあたる医師に課せられた使命といえます。

たとえ漢方薬の優れた効能を知識としてもっていても、目の前の患者に効果的に使うことができなければ、それこそ宝の持ち腐れです。実際の診療を通して腕を磨くことを怠っては、名ばかりの漢方医といわざるを得ません。

医師選びのポイント1　頼りになる漢方医は、臨床経験が豊富

それではいったいどんな医師であれば信頼できるのか、見るべきポイントを私なりに7つ考えました。

まず、症例数の多さです。腕の良い医師を見分けるポイントとしては、いい先生に師事していたなどの過去のキャリアも一つの参考にはなりますが、それだけで腕が上がるわけではなく、結局はどのくらい実臨床（実際に患者を診ること）をたくさんこなしているかが最も重要であるといえます。

漢方医と一口にいっても、得意分野や力を入れている領域は医師によってさまざまです。なかには患者を数多く治療することより、薬の効能の研究に主軸を置いている医師もいます。研究主体であることが悪いといっているのではありません。研究が新薬の開発につながるなどで世の役に立てばすばらしいことです。ただし、がんを治療してもらいたい患者にとっては治療経験が少ないと不安に思うのではと想像します。

中医学漢方の治療は患者の体質をきちんと診て的確に把握できなければうまくいきません。私は医師たるもの薬のほうばかり向いているのではなく、患者のほうを向いていなければならないと強く思います。

医師としてのキャリアの長さにもよりますので、どのくらいの人数の患者を診ていれば臨床経験が豊富といえるのか、その具体的な数の目安は一概にはいえないのですが、クリニックのホームページなどに掲載されているがんの症例数が多ければ、それだけそのクリニックはがん治療に力を入れているとみなしていいと思います。

その際、数だけでなく治療対象となったがんの種類の多さにも着目するといいと思います。できるだけ数多く、さまざまながん種の治療経験があれば、その分、その医師ががんという病気に対して豊富な知見をもっているという判断基準になり得ると私は考えます。

西洋医学では、おのおの専門分野を深く極めていくことが良しとされていますので、がんも肺は呼吸器科、子宮や卵巣は婦人科といったように、がんの発生場所別に診療科が分かれています。しかし漢方医学では臓器の別なく、一人の医師があらゆるがんの治療に携わります。加えて漢方にはもともと五行の考え方に基づき、複数の臓器間の関わり合い、影響などを考慮した診療をしていきます。したがって、全身の臓器や組織の知識を網羅的にもっていることが望まれます。治療経験のあるがんの種類が多岐にわたれば、それだけその医師は多くの臓器や組織の知識をもっているといえると思います。

医師選びのポイント2　生薬を使っていることは絶対条件

西洋医学の病院で処方される漢方薬は、ほとんどが小分けされたエキス製剤です。安全性や有効性が認められ、保険適用されているものですが、適応や用法・用量は厳格に決められています。

しかしがん治療の場合、その定められた範囲内での使用では十分に、漢方薬の実力が発揮できないこともあります。なにしろがんは手ごわい相手ですから、体質を高めがんに対抗する力をつけるには、漢方も、より薬理作用を強く発揮し、効果的に効く処方が必要になってきます。どうしてもエキス製剤では限界があります。

中国では、がん治療に処方する漢方薬は生薬が中心です。自然界に存在する動植物の全体または薬効のある部分を精製せずに煎じて用いる薬が生薬です。エキス製剤も原料は生薬ですが、煎じたものを濃縮、乾燥させ顆粒や粉末状にしています。一定の品質になるよう加工され、製品化されたものがエキス製剤です。

煎じ薬の方が濃く抽出することが可能ですので、薬効も煎じ薬のほうが圧倒的に高いですし、組み合わせも自由にできます。

エキス製剤ががん治療の役に立たないわけではありません。しかしその効果は限定的であり、生薬を治療のラインナップに加えることでより選択肢が広がり、高い効果が期待できます。したがって、中医学漢方によるがん治療を考えるのであれば、生薬を使っている医師が絶対条件といえると思います。日本には決して多くはありませんが、少数なだけにクリニックにとっては有力なアピールポイントとなりますので、生薬を処方するところはホームページなどにその旨を明記しています。不明な場合は問い合わせをすれば教えてもらえます。

国内には医療機関とは別に、煎じ薬を提供する漢方薬局もあります。その多くは店頭などで健康相談を受け、患者に合いそうな漢方薬を見立てて、その場で煎じて販売しているようです。しかしこうした一連のサービスは医療行為ではありません。患者から話をきいてアドバイスをしても、それは中医学漢方に基づいた診察ではありませんので、治療目的であれば薬局ではなく医療機関を受診すべきです。漢方薬局も生薬や煎じ薬について豊富な知識をもっているところはあると思いますが、がんに対してどれだけ詳しい知識や情報をもっているかは不明ですし、まして、がん治療を前提とした診察や診断は行っていません。これらはすべて医師にしか認められていない行為であるのを忘れてはなりません。また、薬局では扱える生薬や組み合わせも限られています。

医師選びのポイント3　薬の話しかしない医師は体質を診ていないかも

中医学漢方では病気や不調の根本にはバランスを崩した悪い体質があるとの考えから、病気のある場所のみに注目するのではなく、脈や腹部、舌などから体質を把握し、不調や病気を起こす体質面の問題を探ります。そのうえで、体質に合った処方をしていきます。

つまり、薬がその患者に効くかどうかは薬のもつ効果ありきではないということです。どんなに良い成分が含まれていても、体質に合っていなければ良い結果にはなりません。

したがって私は、診察室で「この薬の中にはこういう成分が入っているから、がんに効く」といったように、薬を主語にした話に終始するような漢方医に対しては、その姿勢に疑問を感じざるを得ません。薬の説明も大事ですが、だからただちに効くのだとはいえないはずなのに強引に結論づけるのでは、患者の体質を本当にきちんと診ているのかどうか分からないからです。

そうではなくて、診察室で「あなたの体質はこうであり、この薬を使うとこのように変えることができますから、それによってがんがこうなるから効くんです」といったように、体質を主語にして具体的な話をできる漢方医であれば、その医師は患者の体質をよく診ていることが分かります。大事なのは薬ファーストではなく、患者ファーストです。目の前の患者にとって本当に役立つ処方ができる医師は、常に患者のほうを向いているということです。

むしろ一般の患者にとっては、漢方医といえば皆体質のことをよく分かっているというイメージをもっているのではないかと私は想像します。実際、インターネットで漢方と検索すると、必ずといっていいほど体質が関連ワードに出てきます。しかし一口に漢方医といってもスタンスはさまざまで、薬の知識は豊富でも患者の体質を診ることにはそこまで研鑽を積んでいない医師もいるのが実情です。実際どうであるかはやはり、診療の場での医師との会話で判断するのがベストと私は考えます。

医師選びのポイント4　検査結果ばかり見ている医師は診察に不安？

薬ファーストとともに気をつけたいのが「検査結果ファースト」であり過ぎないことです。中医学は中国の伝統医学をルーツにしていますが、決して現代医学を拒絶しているわけではありません。西洋医学でのがん研究の進展に伴い、西洋薬との併用を中心に、がん標準治療と漢方との組み合わせによる治療成績の向上を目的とした研究が近年盛んに展開されています。つまり両者の良いところ取りをして融合しながら相乗効果を狙うということも、現代の漢方治療では重要であり、積極的に取り組むべきだと考えます。

そのため私は、血液検査や画像検査などの西洋医学による客観的なデータも、参考にすべきところは参考にして、漢方での処方に役立てています。例えばＸ線やＣＴで撮った画像でがんの大きさが分かれば、漢方治療でどのくらいまで小さくできるかの予測や目標も立てやすいですし、転移の有無によっても治療方針が変わることは西洋医学と共通しています。

とはいえ、中医学漢方による治療をしていく以上、まずは患者の体質が分かっていなければ適切な処方はできません。また、検査では特筆すべき所見がなくても、患者が痛みや不調でつらい思いをしているということは多々あります。その場合も、症状がなぜ起こるのかはやはり体質を診なければ分かりません。

西洋医学の検査結果を正しく読み取れることも必要なスキルですが、それればかりに終始し肝心の患者の体質を見極めることができなければ漢方医としては失格といわざるを得ないと思います。もし、きちんと体質を診ることができれば、客観的なデータに乏しくても体質を良くする処方ができるはずであり、それこそが漢方治療の強みです。検査結果にとらわれ過ぎることなく、患者の体質や身体状況を診て治療できる医師が良い漢方医といえます。

医師選びのポイント5　治療メニューが多い＝いいクリニックとは限らない

世間には漢方以外にも多くの治療メニューを掲げ、がん治療をしますとうたっているクリニックが多々あります。ホームページや看板などを見ると、ビタミンCの点滴療法や温熱療法、免疫療法などいくつもの治療法の名称が並んでいたり、あなたに合った治療法が必ずありますとか、総合力でがんと闘いますなどといったうたい文句が強調されていたりします。

こういった文言を見ると、さもがん治療に対して手厚く、いい効果が期待できるような気がしてきます。特に進行がんで標準治療の手立てがなくなっているような状況の人には、まだできることがこんなにある、と希望をもたせてくれるもののようにも思われがちです。

私は漢方治療以外の治療法には詳しいわけではないので、治療法そのものを安易に批判するつもりはありません。ただ、一つのクリニックであまりにも手広く、多くの治療メニューを掲げているところを見ると、果たして一つひとつに関してどれだけ専門性が高いのか疑問に思うことがあります。ましてや、治療メニューが多いことだけで、がん治療に優れているとイメージづける宣伝をしているようなクリニックの実力については首をかしげざるを得ません。なかには、この治療法がだめならこちらというように、患者をクリニックにつなぎとめたいがために次から次へと別の治療を勧めるようなところがないともいい切れないからです。

大切なのは、治療法の多さではなくその中身です。どの治療法であれ、実際に行うのは医師ですから、その医師の力量は確かなものかを冷静に見極める目を患者がもたないと、貴重な時間やお金を無駄にしてしまう恐れがあります。なかでも漢方治療は、日本の医師にとって実は参入しやすい領域といえます。というのも、日本では、西洋医学の医師免許さえあれば、漢方薬も処方できるからです。日本の多くのがん治療を掲げたクリニックで、漢方治療が取り入れられているのはそのためです。

医師であることに変わりはないのだから、漢方を処方してもいいのではと思われるかもしれませんが、海外では、漢方を処方するのに西洋医学とは別の医師免許が必要なところも多いのです。中国でも、西洋医学と中医学の医師免許は別で、漢方を処方するには中医学の免許取得が必須なのです。

しかし日本では、たとえ漢方の診療実績がゼロでも、トレーニングを受けていなくても、漢方治療を実施しているとホームページや看板などに記すことができます。これも、漢方治療の質に大きな差を生み出している一つの要因といえます。ですから、クリニックや医師の臨床経験数や実績をよく見て判断することが重要です。

鍼灸に関しては、私のクリニックでは別の鍼灸専門クリニックと連携しており、必要に応じ紹介しています。鍼灸も確かな腕をもっているところであれば、漢方との相乗効果が期待できます。漢方治療専門でも患者の体質や病状に応じ、より治療効果が高まる別の治療法がある場合に適切なコンサルテーションができれば、そのクリニックは信頼できるといっていいと私は思います。確かな腕をもつ医師は、連携する医療機関も確かな目をもって選べるものです。

医師選びのポイント6　短期間で好転させるのが腕の良い漢方医

漢方は気長に服用するものとのイメージがもたれがちですが、『黄帝内経』には急性の病気に対する治療も記されており、決して長期間飲み続けないと効果が実感できないものではありません。特にがんは、場合によっては時間との闘いになるケースもあります。すぐにでもなんとかしてほしい心境の患者に対し、効果を実感するまでに数カ月かかることを前提とした処方をするのでは、期待に応えられようもありません。

むしろ中医学漢方では、漢方薬、特に生薬の煎じ薬は即効性を狙うのが普通であり、常識といっていいくらいです。私はよく患者に、長くても2週間ほどで体になんらかの変化が出てくることを説明します。実際にほとんどの患者が、そのくらいの期間で以前よりも良くなっていることを実感しています。がんの病巣の変化はそれよりも時間がかかりますが、標準治療との併用により、治療終了時には小さくなっていたり、転移巣が画像検査で見えなくなったりといった、狙いどおりかそれ以上の結果が多くの患者で得られています。

漢方はまた、決まった処方を長く続けるようなイメージをもたれがちですが、これも正しくありません。西洋医学では症状が軽くなるなど変化が見られれば、薬の量を減らしたり別の軽い作用のものに変えたりするのは普通のことですが、中医学漢方も同じです。診察で脈や腹部、舌の様子を診て、体調が上向き病状が好転しているなど体に変化があれば、それに応じて処方も変えていくのが本来の漢方治療です。

そもそも病気であってもなくても、人間の体は季節などの環境の影響も受けながら日々変わっていくものです。

したがって、たとえ病状に変化がなくても体質が変化することはあり、漢方医にはそれらの変化を見逃すことなく把握し、必要に応じて処方を変えることが求められるのです。私も変化がごくわずかであれば微調整にとどめることはあっても、何カ月にもわたりずっと同じ処方をし続けることはまずありません。

医師選びのポイント7　普段の生活にも目配りできる医師を

患者が診察室にいるのは、その人の生活のほんのわずかな時間に過ぎません。その間は医師のいうことを聞いていても、普段の過ごし方に問題があるとしたら良い治療効果は望めません。

特に漢方治療は体質をベースにしており、体質は生活習慣によって変わります。仕事をもっている人は職場の環境や働き方も影響してきます。体質や、体調を悪化させる大きな要因となるストレスは現代人にとっては職場に原因があることが多いからです。

また、漢方が医食同源をルーツにしていることからも、食生活に乱れがあるとてきめんに体質を悪くしてしまいます。食事は毎日のことですから、その内容が悪ければ体へのダメージは蓄積されていき、慢性的な不調へとつながっていきます。これでは処方された漢方薬がどんなに良いものであっても太刀打ちできません。

良い漢方医は、薬の効きを良くするためにも、患者にはただ薬を出すだけではなく普段の生活で気をつけてほしいことのアドバイスにも力を入れています。私のクリニックの問診票で生活習慣について詳しく記入してもらうのは、その人が普段どのような生活をしているのか、バランスのとれた食事をしているか、運動習慣はどうか、睡眠はよくとれているのか、ストレス過剰になっていないかなど、体質に影響することがらを中心に詳しく把握し助言するためです。もちろん、書いてもらったことは体質を診るうえでの重要な資料にもなります。実際、処方した薬を服用するとともに、食生活をはじめ生活習慣にも気をつけた患者は治療の経過も体質も良くなっているのが、次の診察のとき手にとるように分かります。

患者から学ぶ姿勢が大事

私が中医学漢方医として最も大事にしていることは、どんなにキャリアを積んでも患者から学ぶ姿勢を崩してはならないということです。

中医学は経験医学ですから、いつの時代にもどの治療法が症状に最適なのかは患者が教えてくれました。それは、脈や舌、腹部などの状態の変化であったり、患者がこの薬で楽になったと話してくれた言葉であったり、画像検査でがんが見えなくなったりなどさまざまです。いずれも漢方医は、患者に聞いてみたり、反応を見てみたりしながら、次にどうしたらいいか考える手掛かりを得ているのです。それを診察するたびに繰り返すことによって、治療の質や効果も上がっていきます。

中医学には多くの優れた古医学書があります。しかし、臨床の場で古医学書に書いてあるとおりのことが起こることはそう多くはありません。また、確かに実績のある医師につけば得るものも多いですが、それだけでは不十分で、やはり患者から学ばなければ医師として一人前にはなれないのです。

例えば、〇〇という薬でむくみがとれることを先輩の医師に教わって処方しても、実際にはむくみがとれない患者もいます。そのときにどうするのかという答えは自分で、患者の体質や病状などを手掛かりに出さなければなりません。

日本で、漢方治療を受けにくる患者は漢方薬で病気が改善するととても喜んでくれます。西洋医学の治療ではあまり期待する効果がなかったといった経験をもつ人が多いからではないかと感じます。あるいは、漢方薬には当初あまり期待していなかったのに、効果が出たということで意外性も手伝って喜びが倍増するのだろうとも想像します。良くなって当たり前だとは思わず、予想以上に良い手応えがあると多くの患者が思っているようで、感謝されることが多いことも、自分自身開業して、困っている患者の力になれて良かったと励みになっています。

診察を通じて普段感じていることを、患者に面と向かって話す医師はあまりいないと思います。しかし、患者から学ぶ姿勢は必ず診療の仕方に表れます。患者の話によく耳を傾けたり、じっくりと診察をしたり、普段の生活で気をつけたいことを教えたり、常に患者への思いやりや患者に寄り添ったりする姿勢が、医師の言動には必ず出ると思います。

西洋医学の医療機関にもいえることですが、結局は患者と医師の間に信頼関係がないと治療もなかなかうまく進みません。それには、まず医師のほうが、患者から教わる、教えてもらうという態度で丁寧に患者と接することが大事だと思っています。

したがって患者も、医師がどれだけ自分のことをよく見てくれるか、どれだけ丁寧に診察してくれるかといった視点で、治療を受けるクリニックを選ぶといいと思います。

［第5章］

がん治療は早ければ早いほど効果を発揮する 治療初期から漢方で体質にアプローチして「がん克服」を目指す！

早期からの漢方治療が、がんと闘う力を引き出す

漢方はこれ以上できることがない、手の施しようがないと告げられた患者が最後にすがるものではなく、もっと積極的に、早期から標準治療と併用することで本領が発揮される治療であると私は一貫して主張し続けてきました。がんや標準治療で受ける苦痛を軽くし、生活の質が良くなるだけではなく、がんの進行を抑えたり縮小させたりする効果も期待できる治療なのです。そしてこの思いは、中医学漢方に真摯な姿勢で取り組んでいる医師なら皆同じようにもっていると信じています。

決して西洋医学の標準治療を否定しているわけではありません。標準治療の良いところを十分に引き出せる体質を漢方でつくっていけば相乗効果が得られるということです。体質づくりの部分は西洋医学ではカバーしていませんので、中医学漢方が引き受けましょうと私は言っているのです。

体質の良し悪しを数値から導き出すのは難しく、漢方医が自らの目や手など五感を駆使

し調べていくものです。したがって、例えばなにをどこまでどのように良くするのかといったイメージがつかみにくいかと思います。

しかし実際に私のクリニックで治療を受けているがん患者は体調が良くなったことをみんなそれぞれの言葉で次々と口にします。よく眠れるようになった、食事がおいしくとれるようになった、疲れにくくなった、体がぽかぽかしてきて楽になった、などと率直な表現です。患者たちの言葉と表情に、誰が見ても体調が良くなったことが分かる変化が実際に表れてきているのです。

体質が良くなれば標準治療も楽に受けやすくなりますし、治療結果も向上してくるに違いないと、患者にとっても希望が膨らんできます。中医学漢方と西洋医学の合わせ技でがんに挑む治療スタイルが近い将来多くの医療機関に広まり、多くの人にも早期からの併用が当たり前と思ってもらえる日がくることを私は心から願っています。

たとえ完治が難しくとも、がんと共存しより良く生きる

がんの進行状態によってはどんなに手を尽くしても、がんの縮小や消失が困難なケースもあります。しかし、増殖を抑え進行をできるだけ遅くすることができれば、余命を延ばし、延びた期間自分が納得できる良い人生を歩むことも可能です。ある意味でがんと共存していくことも一つの生き方といえます。ただし共存するには、体力を衰えさせず心身ともに苦痛のない状態であることが大切だと考えます。たとえがんが進行していなくても、当の本人に元気がなくただ寝ているばかりでは、生きることに張り合いを見いだせないように思います。

延命効果を得ながら普段どおりの生活ができて楽しみも見いだせるようになるには、やはり体質を良くすることがカギになると私は考えます。体質が良くなれば自らがもつ免疫力が高まります。免疫力はがんを抑えるとともに、心身を整え活力を高めます。この作用を発揮する治療法は西洋医学の標準治療にはありません。漢方の本領発揮といえます。特

に標準治療ではほかに手立てがなかった患者のなかには、漢方によって見捨てられるようなことなく治療を受けられることを感謝する人もたくさんいます。

がんを治したい、がんから生還したい、という願いは誰でも同じです。ただ実際の医療の場では、その人のがんの状態や、その人ががんを経験しながらも生き抜いていく、がんサバイバーとして希望するライフスタイルなど、さまざまな条件や事情を考慮したうえで治療目標が定められます。完治はしなくてもできるだけ長く、良い全身状態を保って生きたい、という目標のもと治療計画が立てられるケースも少なくありません。

大切なのは、患者一人ひとりに今後どのように生きたいかについて丁寧に聞き出し、希望に沿った治療計画を提案できることだと考えます。中医学漢方はその点、早期であろうと転移のある進行がんであろうと、それぞれの状態と患者の体質に応じ、幅広く治療プランを提示できるのが強みです。

中医学漢方なら、自分らしい生き方ができる治療が見つかる

がんは高齢者の病気と思われがちですが、若い人でもがんになります。がんの種類によっては発症年代が若い頃にピークを迎えるものもあります。一般的には高齢になるほど発症リスクが高まるといわれますが、がんはライフステージを選ぶことなく、さまざまな時期に発生するという理解が正しいと思います。患者ががんと診断されたときの生活状況、人生観など、自身をとりまく環境や価値観を考慮して、自分らしい生き方ができる治療を選ぶことが望ましいといえます。

がんの進行度にもよりますが、例えば若くて体力も気力もあれば、根治を目標にした治療計画を立てるのが一般的です。一方で高齢によって体力の消耗があれば、がんを根治させるのではなく、今あるがんを増殖させずに共存していくという選択があり得ます。もちろんこれは考え方の一例であり、若ければ必ず根治を目指し、高齢なら共存を目指すのがいいと決めつけているわけではありません。

がんを治療するのは、がんを治してその後の人生をより良く生きるためです。中医学は治療目的に合わせた処方を西洋医学よりもフレキシブルにできます。西洋医学ではもはや治療法がないといわれてしまう段階でも漢方なら手立てがあります。その人らしい生き方ができるような治療を提案することが中医学では可能なのです。

かつては、がんの治療には長期間の入院が必要とされていましたが、今は仕事を続けながら通院での治療を受けるのが主流になりつつあります。がんの治療中でも体調をできるだけ良く整え、仕事に支障が出ないようにしたいビジネスパーソンも多いはずです。

乳がんや子宮頸がんは子育て世代の女性にも多く見られます。母親としてがん治療のために、子どもにふびんな思いや寂しい思いをさせたくないと考えるのが普通です。治療中もできるだけ元気で日々の生活を支障なく送りたいというのは患者の切実な願いです。

確かに、がんにかかる前とまったく同じ生活を続けるのは難しいかと思います。しかし、仕事や子育てなど、その人が最も大切にしていることを犠牲にしてしまうと、病状が良くなっても悔いが残ってしまいます。

中医学は、そうした個別のライフスタイルや、その人がなにに価値観を置き、どんな生活を送りたいかに寄り添い、かなえられる最善の治療を提案することができます。

これも漢方薬が医師の判断で加減できるオーダーメードで、生薬の種類や量を調合できるからこそ実現可能なのです。決まった処方に自分を合わせるのではなく、自分に合わせて処方を決めるのです。究極の個別対応によって治療を通し人生の幸せをも支えることに中医学漢方治療の存在意義があると私は信じています。

免疫を高めるベースづくりにも漢方が活躍

がんの克服には患者自身の免疫力を高め、自身のがんと闘う力を強くすることが大事であるという考え方は、中医学では『黄帝内経』の時代からいわれていたことです。そして西洋医学でも特に戦後、がんと免疫の研究が国内外で盛んとなり、治療への応用もされるようになってきました。

例えば、患者の血液から免疫を担う細胞を分離し、培養して何百倍、何千倍と増やし再び血中に戻すといった治療をしているクリニックは国内にも数多くあります。

私は、こうした西洋医学的なアプローチで免疫力を上げる治療法を否定するつもりはありませんが、やはりそもそも患者自身の体質が良くなければ効果は期待薄だと考えます。どんなに免疫に関わる細胞を増やしても、細胞は患者自身のものですから、体質が良くない患者の細胞もまた状態が良くないと思うからです。非力な兵士ばかり増やしても、敵を倒すことはできません。逆に少数であっても百人力、つわものぞろいであれば十分にがんと闘えるはずです。

ですから、ほかの免疫力を高めるどの治療を進めるにしても、まずそれを受け入れる患者自身の健康状態を良くすることが先決です。体質はその人の土台、ベースです。ベースが整えば、そこからつくられる免疫細胞も質の高い元気なものになるのです。そして、改善をかなえる最も頼りになる治療法が、2000年以上にわたり体質改善の実臨床の成果を積み上げてきた中医学漢方であると私は信じています。

ただ、免疫力を高めるという共通の目的がある以上、中医学漢方も西洋医学的なアプローチによる各種治療法も決して反目しあう関係ではありません。手をとりあい連携して患者の免疫力を増強することができれば、患者にとって最も望ましい状態となるはずです。将来的には両者のそれぞれの特徴を最大限に引き出し、相乗効果を狙えるような融合療法が確立されれば、もっと救われる患者が増えるだろうと考えます。

コロナ禍で注目される漢方の力と課題

新型コロナウイルスの流行をきっかけに世界で漢方薬が再評価されています。新型コロナウイルス感染症では発熱や咳、痰などの風邪様《よう》症状のほかにも、嗅覚・味覚障害、下痢や嘔吐などの消化器症状、疲労感など多様な症状が表れ、しかも、急性症状が治まったあとも、長期にわたり後遺症に苦しむケースも多数報告されています。こうした不定愁訴のような症状に、漢方薬が効くと注目されるようになってきたのです。そのため漢方薬や生薬によっては品薄になる事態も発生しています。

どことなく体が重いとか、だるいとかいった不定愁訴は体内環境のバランスの崩れが要因ですので、体質を良くすることでバランスを整える漢方がよく効くのは、私に言わせれば当然のことです。しかし、正しい診察と処方ができることが条件です。今の状況では、医師の側に正しい知識が乏しいままに情報だけが先行している風潮が否めません。単に○○という薬が××という症状に効くからというだけで処方しても、必ずしも効果を発揮しないのが漢方です。

漢方への関心が高まること自体は私たちにとっては喜ばしいのですが、正しい運用がなされなければ期待される効果が得られずに、結局正当な評価がされないままになってしまうことを私は危惧しています。薬だけでなく、体質を診ることの重要性にも注目してほしいと考えます。

中医学漢方ががん患者を救う

日本は世界有数の超高齢社会であり、全人口のうち高齢者が占める割合は今後もしばらく増え続ける見込みです。高齢者は一人で複数の病気を抱えていることが多いため、臓器別に診療科が分かれている今の日本の医療体制では、患者にとって医療機関のはしごが日常的になりかねず非効率だったり、検査や薬が重複しやすかったりなどの問題が表面化してきています。

こうした背景もあり、日本ではここ数年、臓器別ではなく患者の全身を診られる総合診療科の充実や総合診療専門医を育成する取り組みが進められています。人間全体を診ることの重要性に目が向けられつつあるのです。

漢方を巡る環境も、今後もしかしたら診療科別ではなく患者の全身から診断する医師が増えていくのではないかと私は推測します。

しかし、当然のことながら、一人ひとりの医師が漢方に対する今の誤った認識を変え、がんへのより効果的な使い方を学ぼうとしなければ制度や体制が変わるだけでは患者の利益にはつながりません。漢方を学ぶ場が、西洋医学の医療機関や教育機関に増えていくことを願っています。

西洋医学の医師がこれから漢方の専門性を極めていくのは困難でも、私のような漢方一筋に実績を積んできたクリニックとの連携を強めるなど、積極的に漢方の実力をがん治療に利用するやり方を模索することはできると思います。漢方は効果があいまいであるとか、気長に使わないと効果が出ないなどと思わず、がんに対する治療計画のなかに漢方をもう一つの大きな戦力として入れてほしいのです。

社会の高齢化の進行を背景にがんの発症率や有病率は今後も増え続けるであろうと予測されます。一方、婦人科がんなど若い年代に多いがんも、ストレスの増大や生活習慣の乱れなどを背景に増えていくことが懸念されます。今こそ、漢方の真の実力を多くの患者や医師に知ってもらい、がん治療への積極的かつ戦略的な応用へと道が開けていくことを私は願ってやみません。

おわりに

現代は多様性の時代と呼ばれています。さまざまな価値観や意見を互いに認め、尊重し、対応していく力が一人ひとりに求められています。

個の時代ともいわれるように、突き詰めれば人間は一人ひとり皆違うということに尽きるのだと思います。人種や年代、性自認だけでなく、その人の生い立ちや生活環境、習慣、親から受け継ぐ遺伝子などによっても違い、個体差ができるのです。

したがって医療も本来は多様性を認め、個体差に応じて進めていかなければならないと考えられますが、がんの標準治療は患者の個体差を十分に考慮した治療には残念ながらなっていないように私は感じています。

その点、中医学は多様性を受け入れ個体差に応じた治療をすることは当たり前という前提に立っています。その個体差こそが体質だからです。

がんは2人に1人がかかるともいわれ、もはやありふれた病気です。しかし、早期で見つかった場合を除き、完治が難しい厄介な病気です。理由の一つには、やはり多様性――がんは患者自身の細胞から起こるものゆえ、性質も多岐にわたる――ということが挙げられるのではないかと私は考えます。

だからこそ、治療ももっと個体差を重視したアプローチが必要であり、中医学漢方治療は個体差を重視して進めることができる唯一といってもいい治療法であると自負しています。

中国で研鑽を積み10年、その後日本の医師免許を取得し来日して17年が経ちました。その間ずっと私は一人ひとりの患者の体質を見極め、病気を退散させる最も効果的な処方とはなにかを常に追求してきました。そのためには中国国内だけでなく、日本での漢方研究の成果も積極的に取り入れてきました。

中医学漢方は2000年以上も前に確立された伝統医学ですが、経験医学でもあります。常に新しい知見、新しい臨床実績を取り込んでブラッシュアップして進化し続けているのです。

古いけれど新しい、それが中医学漢方です。本書で少しでもがんと向き合う患者の方々に中医学漢方の良さが伝われば私にとっても中医冥利に尽きます。

最後までお読みくださり、ありがとうございました。

2023年5月　　李　向軍

李 向軍（り こうぐん）

医療法人社団新中医 李漢方内科・外科クリニック 理事長

１９７０年生まれ。中国吉林省延辺大学医学部を卒業後、中国吉林省吉林市立病院に勤務。その後、神戸大学病院糖尿病内科、兵庫県立尼崎病院東洋医学科、糖尿病内科、新須磨病院糖尿病内科外来を経て、中国中日友好病院などで中医の研修後、２０１３年に李漢方内科・外科クリニック開院。日本人の体質に合った漢方薬をオーダーメードの組み合わせで提供することを治療方針としている。２０１８年日本東洋医学会学術総会にて「漢方薬治療が奏功した重複癌両肺転移一例（肉腫、大腸癌）」を発表。２０２１年同学術総会にて「西洋医学的に治療困難のがん患者・終末期患者に対する煎じ薬の役割（肺腺癌、胆嚢癌、悪性リンパ腫）」を、翌２０２２年には「西洋医学的治療に難渋する膵癌肝転移と乳癌肺転移において、中医学の弁証・弁病を基にした煎じ薬が奏功した２例」をそれぞれ発表している。

本書についての
ご意見・ご感想はコチラ

漢方でがんに負けない体質をつくる
中医学がん治療

二〇二三年五月二九日 第一刷発行

著 者 李 向軍
発行人 久保田貴幸
発行元 株式会社 幻冬舎メディアコンサルティング
〒一五一-〇〇五一 東京都渋谷区千駄ヶ谷四-九-七
電話 〇三-五四一一-六四四〇（編集）
発売元 株式会社 幻冬舎
〒一五一-〇〇五一 東京都渋谷区千駄ヶ谷四-九-七
電話 〇三-五四一一-六二二二（営業）
印刷・製本 中央精版印刷株式会社
装 丁 村上次郎

検印廃止

Printed in Japan ISBN 978-4-344-94495-4 C0047
幻冬舎メディアコンサルティングHP https://www.gentosha-mc.com/